Mara GRUBISIC

„Jeder Atemzug zählt"

Diese Geschichte erzählt mein Leben mit Cystischer Fibrose vor der Transplantation

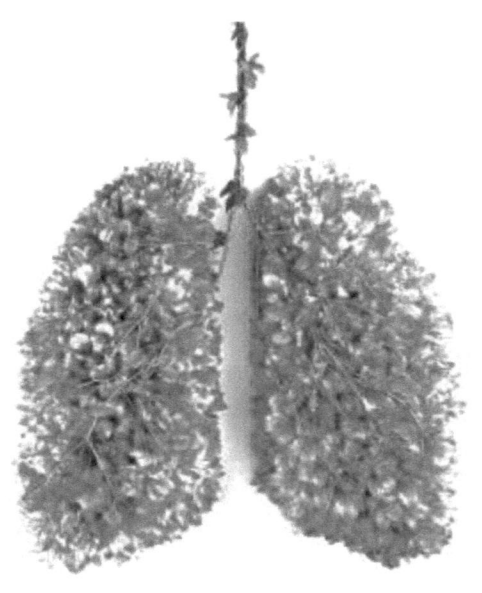

Geschrieben für alle, die immer an meiner Seite waren

INHALTSVERZEICHNIS

- Es gibt auf der Welt kaum ein schöneres Übermaß, als das der Dankbarkeit — **5**
- Was ist Cystische Fibrose? — **7**
- Ein Stück des Weges liegt hinter dir — **9**
- Über mich — **12**
- Wann kam der erste Gedanke? — **16**
- Der Start zum Marathonlauf — **19**
- Geschwister sind nie alleine, sie tragen den anderen immer im Herzen — **21**
- Jeder kann ein Vater sein, doch nur jemand ganz Besonderer ist ein Papa — **25**
- Entweder werden wir einen Weg finden oder wir machen uns einen — **28**
- Drei Dinge sind aus dem Paradies geblieben, Sterne, Blumen und Kinder — **33**
- Du kannst nicht zu neuen Ufern aufbrechen, wenn Du nicht den Mut hast, die alten zu verlassen — **35**
- Der Tod geht zwei Schritte hinter Dir. Nutze den Vorsprung und lebe — **41**
- Every breath counts — **44**

◎	Ich war noch niemals in New York	**46**
◎	Der für mich ganz normale Wahnsinn	**48**
◎	Natürlich kann man ohne Hund leben, aber es lohnt sich nicht	**55**
◎	Großeltern sind die mit den silbernen Haaren und dem goldenen Herzen	**58**
◎	Du hast zu mir gehört	**61**
◎	Body Painting	**63**
◎	Nach 587 Tagen	**65**
◎	Wenn der Himmel einen Menschen liebt, lässt er ihm einen Freund begegnen	**70**
◎	Heute ist der erste Tag vom Rest des Lebens	**74**
◎	Fang jetzt an zu leben und zähle jeden Tag als ein Leben für sich	**80**
◎	Rehaklinik Hochegg	**88**
◎	Nur auf dem Weg der Freundschaft kann man Menschen richtig erkennen	**91**
◎	Wenn Du heute aufgibst, wirst Du nie wissen ob Du es morgen geschafft hättest	**94**
◎	Was kann es Schöneres geben, als ein kleines, neues Leben?	**97**

Es gibt auf der Welt kaum ein schöneres Übermaß als das der Dankbarkeit

(Jean de La Bruyere)

So vielen Menschen möchte ich **DANKE** sagen, ohne die ich diesen langen und steinigen Weg nicht geschafft und oft aufgegeben hätte.

Meinen Eltern möchte ich **DANKEN**, die mir mein Leben lang versucht haben ein normales Leben zu schenken, die immer an mich geglaubt haben und mich endlos lieben – so wie ich sie.

DANKE an meinen Bruder, bei dem ich ohne viel Reden die Geschwisterliebe spüre. Der mich oft durch seine Art wieder am Boden zurückgeholt hat, wenn ich den Unterschied zwischen Helfen und Bedienen lassen vergessen habe.

Ein besonderes **DANKESCHÖN** an Mario, der die ganze Zeit an meiner Seite gestanden ist, der mit meiner zickigen Art lernte umzugehen und mir trotz allem immer pure Liebe geschenkt hat, auch wenn es oft sehr schwer war.

Ein großer **DANK** gilt an das Physio-Team, vor allem aber meine Therapeutin, die mich bis zur OP so fit wie möglich gehalten und nie die Geduld mit mir verloren hat, wenn alles andere wieder mal wichtiger war als die Therapie.

Ein chirurgisches **DANKE** an das Team vom AKH, ich habe mein altes Leben in eure Hände gelegt und ein viel Besseres wieder bekommen.

Ich **DANKE** auch meinen Crazy Fighters, die ich in der schweren Zeit kennen und lieben lernen durfte. Ihr versteht mich so gut, wie sonst niemand, auch ihr habt mir immer wieder Mut gemacht und mich zum weiter kämpfen animiert.

DANKE auch an das Team von der CF-Ambulanz, die mir immer wieder das Ziel vor Augen gehalten haben.

Ein großes **DANKE** auch an alle Freunde und Verwandte, dass ihr mir die Wartezeit so angenehm wie möglich gestaltet habt, so viel Verständnis hattet, wenn ich einfach nicht mehr konnte und Ihr mich zuhause besucht, ne fette Party im AKH mit mir gefeiert habt und da ward, als ich meine Äuglein geöffnet habe.

Das größte **DANKE** geht aber an meinen Spender, der mir ein zweites und besseres Leben ermöglicht hat. Das war das beste Geschenk, was man mir je machen hätte können. Ich denke, deine Lunge fühlt sich in meinem Körper wohl, denn ich kann mit ihr alles machen, was noch vor ein paar Monaten undenkbar gewesen wäre. Ich freue mich darauf, was wir noch alles zusammen erleben werden.

Meine neue Lunge und ich hatten in dieser kurzen Zeit auch schon Höhen und Tiefen, aber auch die haben wir schon gemeistert und nicht aufgegeben.

Oft gehe ich in mich, danke dir und dem Herrn da oben, denn es ist leider nicht selbstverständlich, so ein Geschenk zu bekommen und wieder pures Leben spüren zu können.

Was ist Cystische Fibrose ?

Cystische Fibrose ist eine vererbbare Stoffwechselstörung, die von Geburt an besteht. Dabei kommt es zur vermehrten Bildung von zähflüssigem Schleimsekret, vor allem in den Atemwegen und im Verdauungstrakt. Schuld daran ist ein genetischer Defekt am Chromosom 7, welches einen defekten Salztransport in gewissen Zelltypen verursacht. Davon betroffen sind vor allem die Lunge, der Darm, die Leber und die Bauchspeicheldrüse. Mittlerweile sind schon über 1000 Mutationen bekannt.

Sie ist die häufigste Erbkrankheit der weißen Bevölkerung, die Häufigkeit liegt bei 1:2000 bis 1:3000 Neugeborenen. Den Erbgang nennt man autosomal-rezessiv, das heißt, das defekte Gen muss von beiden Elternteilen dem Kind vererbt werden. Früher konnte CF schwer und oft erst sehr spät diagnostiziert werden, heute wird in Österreich generell eine Untersuchung bei Neugeborenen, das sogenannte Organscreening, durchgeführt. Eine frühzeitige Diagnose und Behandlung ist für den weiteren Verlauf sehr wichtig. Betroffene leiden oft auch an Untergewicht und Verdauungsstörungen. Durch den vielen Schleim, der dickflüssig und zäh ist, kommt es häufig zu Infekten und Lungenentzündungen, die durch Keime ausgelöst werden.

Dadurch auch andere Organe betroffen sind, erkranken CF-Patienten oft auch an Diabetes, Lebererkrankungen oder Osteoporose. Es können auch Lungenrisse oder Lungenblutungen vorkommen. Bei CF besteht eine Unterversorgung mit Sauerstoff, was an bläulichen Nägeln sichtbar ist. Meistens haben die Betroffenen auch Uhrglasnägel und Trommelschlegelfinger.

Auch heute ist CF noch unheilbar. Die Therapien bei Cystischer Fibrose bestehen hauptsächlich aus: 2-3 Mal täglich inhalieren, regelmäßiger Medikamenteneinnahme, Physiotherapie und stationärer Antibiotikatherapie über die Vene. Wenn alle Therapiemaßnahmen ausgeschöpft sind, besteht noch die Möglichkeit einer Organtransplantation.

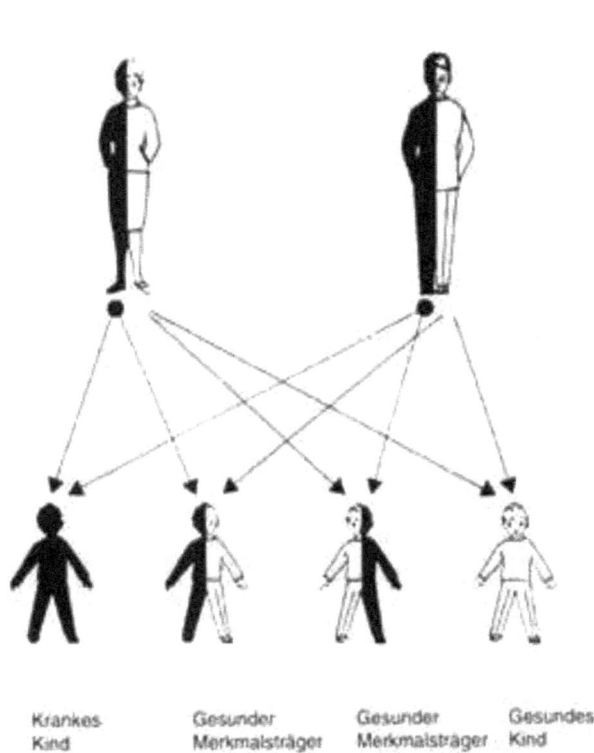

Ein Stück des Weges liegt hinter dir, ein anderes Stück hast du noch vor dir. Wenn du verweilst, dann nur, um dich zu stärken, nicht aber, um aufzugeben

(Augustinus Aurelius)

1998 begann ich mit der Schule, einige Monate später kam mein Bruder zur Welt. Im Laufe der nächsten Jahre wurde ich immer selbstständiger und lernte sehr gut mit meiner Krankheit umzugehen. Jeden Morgen musste ich viel früher aufstehen als die meisten anderen Schüler, denn bevor ich zur Schule ging, musste ich bereits inhalieren, therapieren, ordentlich frühstücken und meine Medikamente nehmen.

Frühstücken war meistens sehr schwer für mich, denn ich hatte wenig Hunger und hustete viel. Ich sollte ja auch schon in der Früh den zähen Schleim abhusten. Also bekam ich jeden Morgen eine riesengroße Jause mit, die ich nie gegessen habe. Irgendwen fand ich immer, der sie aß. In der Pause, wenn mich meine Lehrerin aufforderte zu essen, sagte ich immer, sehr unschuldig schauend, dass ich nichts mit hätte, da es mir peinlich war meine Kreon vor den Anderen zu schlucken. Das sind die Enzyme die ich zu jeder Mahlzeit nehmen muss.

Spitalsaufenthalte waren damals noch sehr selten, vielleicht einmal im Jahr. Doch ich musste trotzdem regelmäßig zur Kontrolle zu meinem Lieblingsdoktor Prof. Götz ins Wilhelminenspital. Diesem Arzt habe ich sehr viel zu verdanken, ein toller Mediziner und Mensch.

Er hat immer zu mir geholfen und mir alle Freiheiten gelassen, die nur möglich waren. Damals war ich kaum eingeschränkter als andere Kinder in meinem Alter. Ich fuhr mit auf Projekttage und konnte normal am Turnunterricht teilnehmen, zumindest wenn ich wollte, und bekam vom Spital auch Ausgang für Veranstaltungen in der Schule, Geburtstagsfeste oder die spannende Lesenacht, nach der ich allerdings leider wegen der 22h Infusion wieder zurück sein musste.

Damals nahm ich meine Medikamente auch schon selbst und das Inhalieren war für mich auch kein Problem mehr. Problemlos schloss ich die Volksschule mit Vorzug ab.

Doch je älter ich wurde, wurden auch die Spitalsaufenthalte immer häufiger und ich verpasste viel mehr vom Unterricht als früher. In den ersten zwei Klassen im Gymnasium hatte ich einen super Klassenvorstand, der sogar zu mir ins Spital kam, um mit mir Mathematik zu lernen und mir Unterlagen vorbei brachte. Meine größeren Schwierigkeiten hatte ich allerdings in Englisch, nicht bei der Grammatik, sondern ich sah nicht den Sinn darin irgendwelche Geschichten auswendig zu lernen und dann passende Lückentexte dazu auszufüllen. Aber auch in diesem Fach hatte ich eine sehr verständnisvolle und nette Professorin, die ich Jahre danach noch manchmal zufällig sah.

Ja, das war schon ein „Vorteil" meiner Krankheit – gekannt hat mich fast jeder an der Schule und ein bisschen Rücksicht wurde schon auf mich genommen. Ich hatte auch eine tolle Nonne als Direktorin im Gymnasium, der ich viel zu verdanken habe. Als ich sie heuer bei der Firmung meines Bruders nach der Kirche traf und ihr auch Mario vorstellte, umarmten wir uns freudig, denn wir hatten uns schon einige Jahre nicht gesehen. Allerdings wusste sie schon von meiner geglückten Transplantation, denn das ging schon im Schulzentrum herum.

Nun aber wieder zurück: Als ich in die Pubertät kam, häuften sich meine Spitalsaufenthalte rapide und ich war in diesem Schuljahr sieben Mal im Spital, für jeweils etwa drei Wochen.

Eine Lungenentzündung nach der anderen, da war ich gerade mal 13 und im dritten Gymnasium. Ich hatte noch dazu einen neuen Klassenvorstand, die aber nicht so viel Einsehen mit mir hatte. Ich hatte insgesamt fünf Monate dieses Schuljahres verpasst, Ergebnis war ein negativer Abschluss, allerdings nur in Mathematik.

Trotzdem habe ich meine Schule fertig gemacht und habe die Handelsschule abgeschlossen. Aussagen wie: „die schaut ja gar nicht krank aus", „ die ist sicher nicht im Spital, die schwänzt nur", „die wird bevorzugt" etc. waren im Laufe der Schulzeit keine Seltenheit. Ich konnte ja auch nichts dafür, dass meine Eltern sich kennen und lieben lernten, beide diesen Gendefekt in sich tragen und das Endprodukt bin ich – ein Kind mit Cystischer Fibrose.

Über mich

Dass nie eine Spitzensportlerin aus mir wird, habe ich immer schon gewusst, dass ich eingeschränkter als andere leben muss, war auch nichts Neues für mich. Mein körperliches Leistungsniveau war immer schon relativ niedrig – ich konnte mich nie wirklich für Sport begeistern - aber für das normale Leben reichte es allemal.

Als ich 14 Jahre war, wollte ich aber auch nichts mehr versäumen, gab gleich mal Vollgas mit Freunden, denn ich musste überall dabei sein und war schließlich eine normal Pubertierende wie alle anderen auch.

Alle zwei Wochen hatte ich einen anderen Schwarm und ständig meine Eltern angeschwindelt. Warum sollte es meinen Eltern besser gehen, als seinerzeit anderen?

Mit 15 war ich beispielsweise auf einer Party, als ich heim sollte, hob ich einfach dreißig Mal das Handy nicht ab, schließlich und endlich mussten ich und meine Freundin doch mit dem Taxi heim, sonst wären meine peinlichen Eltern vor dem Haus gestanden, die Kosten von 45€ mussten wir dann auch noch selbst übernehmen.

Aber trotzdem begann dann auch wieder die Zeit der Infekte, das bedeutete, Spital, Antibiotikatherapien, mehr Inhalationen etc. In diesen Momenten holte mich CF wieder sehr schnell ein und es war wieder da, dieses Bewusstsein: Aja, du bist ja krank!

Jedes Jahr bis zu vier Mal für jeweils zwei bis drei Wochen stationär und immer wieder vom „normalen Leben" herausgerissen zu werden, in dieses ungewollte Umfeld.

Und bei jeder Aufnahme immer wieder die gleichen Fragen, der gleiche Fragebogen, der gleiche Speiseplan, und jedes Mal neue, junge, motivierte, engagierte, alles wissende, teils arrogante, aber auch viele sympathische Ärzte, Ärztinnen und Krankenschwestern.

Über all diese könnte ich übrigens schon ein Buch schreiben, das fünfmal dicker wäre, als dieses. Aussagen wie: „Du schaust aber gut aus für ein CF Kind" oder „Seit wann hast Du denn CF?" oder „Warum nimmst du Kreon?" kamen des Öfteren vor. Aber wer von uns hat denn nun Medizin studiert? Wie oft habe ich mir das gedacht! Ich konnte es sehr oft kaum mehr ertragen.

Genauso wenig konnte ich übermotivierte Physiotherapeuten leiden. Ich hasste damals die Therapie und sah noch keinen wirklichen Sinn darin. Am schrecklichsten waren die, die Samstagdienst hatten. Da dachte ich immer, ich hätte am Wochenende Ruhe, konnte mich von der Familie und Freundinnen ablenken lassen, bekam leckere Torten, Mc Donalds Menüs - bis die hereinschneiten.

So wie eines Tages der übermotivierte Samstagsdienst: ich hatte Besuch von einer Freundin, natürlich hatten wir was Besseres zu tun, wollten sicherlich wieder mal über Burschen quatschen, wer in wen verliebt ist und so. Allerdings ließ sich die etwas Eigenartige nicht abwimmeln. Gut, dachte ich mir, wird schon nicht so schlimm sein. Erst wollte sie meine Freundin rausschicken, das habe ich aber nicht zugelassen, wozu auch? Dann fing sie mit ihrem komischen Programm an und forderte mich auf: „Streck dich und mach dich ganz lang wie eine Giraffe!" Das wiederholte diese über motivierte Frau geschätzte zwanzig Mal. Das war nicht das einzige Tier, das ich nachmachen sollte, aber das lächerlichste.

Doch die Therapeutin machte das mit totaler Überzeugung mit und checkte nicht mal, dass wir uns schon bogen vor Lachen – ungefähr wie sie als Giraffe.

Natürlich weiß ich heute, wie wichtig jede einzelne Therapiestunde schon damals war, aber mit 14?

An einem Samstag war meine Mama bei mir, eigentlich machten wir uns gerade für den Ausgang fertig um shoppen zu gehen, als ein männlicher Therapeut mein Zimmer betrat. Ein Mann als Therapeut ging in der Pubertät schon mal gar nicht! Er kam mir vor, wie wenn er gerade seinen Bachelor fertig gemacht hätte, seine Motivation war kaum zu übertreffen und ich wünschte mir nur, dass er so schnell wie möglich wieder geht und mich in Ruhe lässt.

Wieder einmal gingen ich und meine Mama einen Kompromiss ein: zuerst die Therapie, dann nichts wie weg zum Einkaufen, sonst hätte ich eh gestreikt. Aber ich wollte unbedingt neues Gewand, denn ich hatte natürlich viel zu wenig, so wie jedes Mädchen.

Aber erst musste ich mit ihm sein komisches Programm durchziehen: er hatte so eine Art von Wundertherapie, mit der sich der Schleim lösen sollte. Ich war ja sehr gespannt. Plötzlich musste ich im Bett einen Hand- und einen Kopfstand machen, auf der weichen Matratze mit den Beinen an der Wand, na super, ich muss dabei sehr komisch ausgeschaut haben. Wie eine Woche davor als Giraffe. Ergebnis: der Schleim hatte sich trotzdem nicht gelöst!

Ich hatte generell immer ein schlechtes Gewissen, wenn ich mal einen Tag keine Therapie machte. Aber ich habe es einfach gehasst.

Später dann konnte ich mir das eh nicht mehr erlauben. Da habe ich es schon sehr stark gemerkt, wenn sich der ganze Schleim ansammelte und spätestens nach zwei Tagen alles auf einmal raus kam.

Mit 16 Jahren hatte ich ganz plötzlich meine erste Lungenblutung. Ich hatte weder einen Infekt, noch habe ich extrem gehustet. Ich lag im Bett und spürte plötzlich Blut im Mund. Als ich panisch in die Küche lief, spuckte ich reines Blut in die Küchenrolle - und nicht gerade wenig.

Es hörte dann aber rasch wieder auf, allerdings kam es am nächsten Abend wieder. Dann fuhren wir ins Krankenhaus und natürlich musste ich drinnen bleiben, bekam blutstoppende Medikamente, Infusionen und Inhalationen.

Während dieses Aufenthalts besuchte ich einen CF-Freund auf der Erwachsenenstation und erzählte ihm davon. Da er aber immer schon einen sehr sarkastischen Humor hatte, gab er mir zur Antwort: „Geh, meine erste Lungenblutung hatte ich mit 14, früher als manche ihren ersten Rausch." Ich musste lachen, aber dennoch war ich etwas schockiert.

Im Laufe der nächsten paar Jahre verschlechterte sich meine Lunge und auch die Blutungen kamen immer wieder mal.

Einmal im Spital hat es wieder begonnen mit dem ekelhaften Blut im Mund, etwa jede viertel Stunde habe ich zwischen einem halben und einem vollen Becher gespuckt. Die blutstillenden Medikamente haben damals nicht mehr viel bewirkt, aber nach ein paar Tagen hat es wieder aufgehört, so wie es angefangen hatte.

Wann kam der erste Gedanke?

Das erste Mal über eine Lungentransplantation nachgedacht habe ich, als ich etwa 13 war, als eine andere CF Patientin, die mit mir auf der Kinderstation lag, gelistet wurde. Da wir gleichzeitig stationär waren, habe ich da so einige Dinge mitbekommen. Es war eine totale Aufregung auf der Station – jetzt kann ich auch verstehen warum. Trotzdem war das damals für mich persönlich noch weit weg. Ich wusste bis zu diesem Zeitpunkt eigentlich nicht einmal, dass es sowas überhaupt gibt.

Als es mir dann von Jahr zu Jahr schlechter ging, behielt ich diesen Gedanken aber erstmal lange für mich, denn ich wollte auf keinen Fall meine Eltern beunruhigen oder zu schnell an das Ganze herangehen, viel einfacher war es ja doch, es wieder zu verwerfen – aber die Tage, an denen es mir schlecht ging, kamen wieder und wieder und immer öfters.

Heute weiß ich, dass es auch meine Eltern irgendwie verdrängt haben oder besser gesagt, wollten wir uns gegenseitig mit Sicherheit damit nicht belasten. Lange grübelt man darüber nach und irgendwann spricht man dann mit seinen engsten Vertrauten darüber. Obwohl wir alle meine Werte und Befunde kannten und auch merkten, wie ich mich fühlte, konnten und wollten sie es nicht wahrhaben. Eltern meinen immer - um uns und auch sich selbst zu schützen - es ist noch nicht soweit und es wird eh noch lange bis zu einer Lungentransplantation dauern. Sie wollen nicht wahrhaben, dass ihr geliebtes Kind an dem Punkt angelangt ist, wo nichts anderes mehr hilft. Der Gesundheitszustand bei Cystischer Fibrose verschlechtert sich meistens nicht in kurzer Zeit, das alles passiert schleichend und man nimmt die Verschlechterung oft nur langsam und in kleinen Schritten wahr, wenn überhaupt. Man hofft oft, dass es sich wieder mal nur um einen Infekt handelt, für den man schlimmsten Falls ins Krankenhaus zur Infusionstherapie muss und der bald wieder vorüber geht - denn oft genug hat dieses Hoffen ja funktioniert. Warum nicht auch jetzt? Warum sollte es gerade diesmal anders sein?

Es war für mich ziemlich schlimm, dass ich von anderen so abhängig war, auch das passierte schleichend. Anfangs brauchte ich z.B. nur Hilfe beim Tragen von Einkäufen oder bei anstrengenden Haushaltstätigkeiten, aber zum Schluss konnte ich nicht mal mehr alleine duschen oder meine Haare föhnen, ich brauchte einfach überall Hilfe und musste auch überall mit dem Auto bis direkt vor die Tür geführt werden.

Aber wann ist der richtige Zeitpunkt da?

Von bereits Transplantierten habe ich damals schon oft gehört, es war für sie auch schwirig, den richtigen Zeitpunkt zu finden. Ich habe auch vor meiner endgültigen Entscheidung mit vielen erfolgreich transplantierten Bekannten gesprochen, die alle meinten, sie würden es jederzeit wieder machen, weil die Lebensqualität danach so toll ist, viele kannten diese davor nicht und konnten dann endlich wieder pures Leben spüren.

Trotzdem waren in meinem Kopf Fragen über Fragen: Wann ist der richtige Zeitpunkt da? Wie merkt man, dass er da ist? Keiner möchte etwas verabsäumen, aber keiner will zu früh auf die Liste.

Gibt es einen idealen Zeitpunkt? Man muss sich auf diesen auch mental vorbereiten können, finde ich. Und doch sehnt man ihn so oft herbei.

Immer häufiger merkte ich, wie sich meine Lebensqualität verschlechterte, das Zunehmen fiel mir immer schwerer und das Essen auch; kurze Distanzen wurden immer mehr zum Horror.

Die psychische Belastung wurde immer stärker. Wie schaffe ich diese Strecke zu gehen? Habe ich inhaliert? Habe ich therapiert? Ist es eine gerade Strecke oder geht sie bergauf?

Ich habe die minimalsten Steigerungen auf der Straße bemerkt, die für andere nicht mal sichtbar waren. Ich dachte beim Gedanken des Weggehens bereits daran: gibt es einen Lift oder muss ich Stufen gehen? Bekommen wir einen guten Parkplatz vor dem Haus?

Langsam wurde mir bewusst, ich glaube der Zeitpunkt ist da.

Der Start zum Marathonlauf

Ende November 2011 hatte ich einen routinemäßigen Kontrolltermin im Krankenhaus Hietzing bei meiner Ärztin – aber an diesem Tag kam alles anders. Ich sprach das erste Mal offen mit ihr über meine Situation und die Verschlechterung und zu meinem Erstaunen sagte sie mir, dass sie mich auch darauf ansprechen wollte und wie ich zu einer möglichen Transplantation stehe. Sie wollte ursprünglich mit diesem heiklen Thema erst nach Weihnachten beginnen, aber offensichtlich hatten wir schon an diesem Tag beide denselben Gedanken. Deshalb machten wir uns für Dezember einen Extratermin aus, um alles ganz genau zu besprechen.

9. Dezember 2011: Heute ist es so weit – mein vereinbartes Gespräch für die Lungentransplantation steht mir bevor: Sehr angespannt und nervös saßen wir uns gegenüber: ich und Mama mit meiner Ärztin und der Psychologin, die ich schon gut kannte und sehr mochte, deshalb war es für mich in Ordnung und auch unterstützend, dass sie dabei war. Schon lange vor diesem Tag schrieb ich mir immer wieder Fragen auf, um auf keinen Fall etwas Wichtiges in der Nervosität zu vergessen.

Es war ein tolles, informatives, aber auch sehr rührendes Gespräch, bei dem wir viel über Risiken, den Ablauf, die Kriterien für eine Operation etc. erfuhren. Die Menschlichkeit und Wärme war spürbar und ich habe gemerkt, wie wichtig dieses Gespräch uns allen war. Meine Ärztin und auch die Psychologin gingen sehr auf uns ein und erklärten uns alles genau.

An diesem Tag wurde mir von meiner Ärztin ein Satz gesagt, an den ich mich heute noch oft erinnere: „Sie müssen sich wie ein Marathonläufer vorbereiten, trainieren und sich stabil halten, denn Sie wissen nicht, wann der Lauf stattfinden wird". Oft - wenn ich am Boden war - habe ich mir diesen Satz eingeprägt und mich zum Weiterkämpfen motiviert.

Meinen Angehörigen und mir wurde auch weiterhin psychologische Hilfe angeboten. Meine Eltern haben auch gemeinsame Termine bei der Psychologin wahrgenommen und von ihr wurde mir immer wieder bestätigt, dass ich eine tolle Familie habe, die hinter mir stehen wird und wir das gemeinsam schaffen werden.

Ich hörte auch von vielen Seiten, dass ich durch meine Jugend und einem halbwegs guten und stabilen Zustand, eine Operation gut überstehen und mich relativ schnell davon erholen werde.

Obwohl ich so gut informiert war, lag ich oft stundenlang schlaflos im Bett und weinte. Ich konnte es doch noch nicht wahrhaben, dass der Zeitpunkt da war, und ich mit meinen 20 Jahren auf die Liste für eine neue Lunge kam. Meine Lunge hat mich immerhin seit meiner Geburt begleitet und nun war der Moment gekommen, sich langsam an den Gedanken zu gewöhnen, bald von ihr Abschied zu nehmen.

Geschwister sind nie alleine, denn sie tragen immer den anderen im Herzen

Trotz Risiko noch ein Kind mit CF zu bekommen, entschieden sich meine Eltern trotzdem dafür und ich bekam einen Bruder. Als meine Mama noch schwanger war, fuhren sie und mein Papa nach Graz zu einer Untersuchung, bei der im Fruchtwasser auf Krankheiten untersucht wurde.

Erst als sie wussten, dass mein Bruder gesund zur Welt kommen wird, sagten sie mir, dass ich ein Geschwisterchen bekommen werde. Ich war überglücklich, immer schon wollte ich eine große Schwester sein.

Als ich sieben Jahre alt war, kam dann mein Bruder tatsächlich gesund zur Welt. Allerdings ist Rafael Genträger. Wenn zwei Genträger zusammen kommen und sich für ein Kind entscheiden, ist die Wahrscheinlichkeit, dass das Kind CF bekommt sowie, dass es komplett gesund ist jeweils 25%. Die Wahrscheinlichkeit, dass es das defekte Gen in sich trägt ist 50%. Mein Bruder wird sich einmal im Falle eines Kinderwunsches durch Blutabnahme mit seiner Partnerin testen lassen müssen, denn jeder 20. Mensch ist Genträger - ohne es zu wissen. Mein Arzt hat immer gesagt: in jeder Straßenbahn sitzt ein Träger bzw. eine Trägerin!

Auch als Kind war ich schon oft im Spital. Da ich nicht alleine übernachten wollte, haben Mama und manchmal auch mein Bruder – er im Gitterbett – bei mir schlafen können. Er bekam also schon von klein auf das Spitalsleben und meine Krankheit mit. An den Wochenenden war Papa dann bei mir und Mama konnte wenigstens für ein paar Tage mit Rafael nach Hause.

Wir verstehen uns eigentlich schon sehr gut, aber die normalen Streitereien zwischen Bruder und Schwester gehören nun mal auch bei uns dazu. Mittlerweile ist er fünfzehn Jahre alt, in der Pubertät und ich habe auch gerade eine schwere Zeit hinter mir.

Aber trotzdem wenn es darauf ankommt halten wir zusammen. Wir lästern genauso zusammen über Mama und Papa, wenn wir uns ärgern, aber es kann auch zwei Sekunden später passieren, dass wir beide uns fast die Schädeln einschlagen.

Ich denke, er fühlte sich oft vernachlässigt oder glaubte, dass unsere Eltern mich mehr lieb haben als ihn. Aber ich weiß, dass das nicht stimmt. Sie waren einfach ihm gegenüber immer lockerer, weil er ein gesundes Kind ist, er war für sie wie ein Rettungsanker, dem man vertrauen kann und um den man nicht ständig Angst haben muss.

Natürlich passte man auf Rafael immer genauso auf und sorgte sich um ihn, wenn er krank war oder Probleme hatte. Für ihn war es aber nicht immer leicht, denn er musste sich selbstverständliche kleine Dinge selbst holen, wohin hingegen mir vieles gebracht und von mir vieles nicht verlangt wurde.

Ich kann mich erinnern, als wir beide noch in dieselbe Schule gingen. Wenn ich in der Früh keine Luft bekam, führte uns Mama oft in die Schule, aber er alleine wurde nie geführt. Ich kann mir vorstellen, dass er oft wütend und gekränkt war, aber unsere Eltern lieben uns beide gleich und er ist zum Glück ein gesunder Bursch und so wird er auch behandelt.

In den Ferien fuhr er öfter mal mit mir ins Krankenhaus, wenn ich Kontrolle hatte oder er ging mit zur Physiotherapie. Danach holten wir uns meistens ein leckeres Essen oder haben beim Chinesen bestellt.

Wenn er gut drauf war, hatten wir auch richtig Spaß zusammen. Haben uns irgendwelche blöden Videos im Internet angeschaut, mitgesungen und gelacht - bis ich vor lauter lachen den nächsten Hustenanfall bekommen hab. Dann brauchte ich immer auf der Stelle die berühmte rote Speibschüssel.

Rafael liebt Fußball über alles! Oft höre ich mir stundenlang irgendwelche Geschichten aus Matches an oder welcher Spieler von welchem Verein gekauft wurde.

Letztes Jahr in seinen Ferien überredete ich ihn mit auf die Mariahilferstraße zu kommen, denn für mich war es auch schon schwer den Sauerstoff alleine zu tragen. Wir setzten uns zuerst in ein Kaffeehaus und bestellten uns ein Frühstück, auf das er mich einlud. Es war ein schöner Tag und ich musste noch ein Geschenk besorgen, also machte ich ihm den Vorschlag noch etwas spazieren zu gehen. Begeistert war er nicht, aber er dachte sich wahrscheinlich, das wird schon nicht so lange dauern. Irrtum! Mit einem Hund und einer Frau, die schon auf Shoppingentzug war und keine Luft bekam, konnte man nicht schnell durchmarschieren. Vor einem Geschäft habe ich ihn gebeten, kurz mit Nala auf mich zu warten, denn da MUSSTE ich rein - wie gesagt „kurz". Aus diesem „kurz" wurde allerdings eine knappe Stunde. Beim Shoppen habe ich nie Atemnot gespürt oder habe sie verdrängt, ich weiß es nicht. Beim Rauskommen aus dem Geschäft sah ich schon sein rotes Gesicht, aufgestellte Nasenlöcher und einen wütenden Blick, was ich in diesem Glücksmoment mit vollem Einkaufssack nicht verstehen konnte. Er war so wütend, dass er sofort meinen Schlüssel nahm und weg war er. Ich ging dann noch gemütlich „mit meinem Freund am Rücken " ein Geschenk kaufen und fuhr dann mit dem Taxi heim. Typisch Frau eben !

Ich glaube auch, dass er mir oft nicht das Gefühl des Leidtuns geben wollte, obwohl es ihm oft wehtat mich so zu sehen, was ich vollkommen verstehen kann. Vielleicht war vieles davon gut für mich, er hat mich nie krank behandelt und nie ein Mitleid gezeigt, das hat mir vielleicht im Unterbewusstsein doch geholfen, obwohl er schon manchmal ein ziemlicher Mistkerl sein kann! Aber ein Lieber!

Er war auch beim Fehlalarm und beim zweiten Anruf nicht im AKH. Ich glaube, wenn ich gerade in der Pubertät wäre und meine ältere Schwester macht so eine Phase durch, würde ich es auch nicht schaffen, das alles so aus der Nähe zu sehen. Aber wir telefonierten noch, bevor ich zum OP geführt wurde und ich wusste, dass er auch fest an mich denkt – auch wenn er es nie zugeben würde.

Am 24. Dezember kam er mich dann das erste Mal mit meinen Eltern auf der Intensivstation besuchen. Ich kann mich noch erinnern, als ich ihn bzw. er mich gesehen hat. Ich habe ihm seine Angst im Gesicht angesehen und als er sah, dass ich schon im Bett sitze und ansprechbar bin, bekam er einen ganz erleichternden Blick und sagte nur „Mara!!" Wenn ich nur daran denke, kommen mir die Tränen. Ich habe mich so gefreut, weil er sich so gefreut hatte.

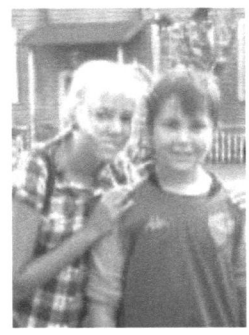

Jeder kann ein Vater sein, doch nur jemand ganz Besonderer ist ein Papa

(geschrieben von meinem Papa)

Ich behaupte sagen zu können, dass Mara und ich eine ganz besondere Beziehung haben, wir sind uns vom Charakter teilweise auch ziemlich ähnlich. Früher war sie mein „Mali Misili" (kleines Mäuschen), aber irgendwie ist sie das heute auch noch.

Oft ist es als Papa vielleicht besser Gefühle zu zeigen und zuzulassen, aber das gelingt mir oft nicht. Vielleicht mache ich das auch, um mich vor Unbekanntem und Ungewolltem zu schützen. Ich konnte, auch früher nicht als es Mara noch besser ging, mit ihr zur Blutabnahme gehen, einfach weil ich sie nicht leiden sehen konnte. Denn wenn man was nicht sieht, kann man es leichter verdrängen. Ich habe sie trotzdem immer versucht zu unterstützen und war für sie da und ich glaube das weiß sie auch.

Kurz nach dem Sommer hat es gleich begonnen, dass Mara mich wegen dem nächsten Sommerurlaub sekkierte. Ich bin nicht der Urlaubstyp und schon gar nicht für einen Meeresurlaub zu begeistern. Aber ich wusste, dass ihrer Gesundheit das Meer und die Meeresluft gut tun würden, also schaffte sie es immer wieder, mich zu überreden. Manchmal fuhren wir zwei aber auch alleine in meine Heimat nach Kroatien, welche allerdings nicht am Meer liegt. Ich genoss die Zeit mit Mara alleine sehr, wir besuchten meine Geschwister und verbrachten viel Zeit miteinander. Das hat uns Beiden immer gut getan.

Oft habe ich mich mit anderen Sachen abgelenkt, um die ganzen Probleme zu vergessen. Außerdem hat mich Rafael viele

Jahre mit seinem Fußballspielen abgelenkt, mich gebraucht und mich dadurch auf andere Gedanken gebracht.

Als es ihr immer schlechter ging, belastete mich das immer mehr. Ich bewunderte sie immer mehr und mehr, als sie z.B: nach dem Fehlalarm im AKH so locker reagierte und um vier Uhr früh nur ans Essen dachte. Beim richtigen Anruf war ich auch bei ihr, doch musste ich kurz weg und genau da wurde sie in den OP geführt.

Ich habe zu Gott gebetet und ihr all meine Kraft geschickt, aber innerlich wusste ich, sie würde es schaffen.

Ich hatte große Angst Mara auf der Intensivstation zu besuchen. Ich weiß noch genau, als ich das erste Mal dieses Zimmer betrat, sie lag dort mit unzählig vielen Schläuchen und hinter ihr die Monitore. Ich habe es fast nicht ertragen, aber ich musste und wollte stark sein, denn sie war es auch.

Einige Tage später erzählte uns ein guter Freund, der im AKH arbeitet, dass Ärzte, die sich an Mara erinnerten sagten: „Aja, das ist das Mädchen, das sogar mit Tubus im Mund hübsch ist."

Als sie vier Wochen später dann auf Reha in Hochegg war, besuchten wir sie jedes Wochenende und merkten von Woche zu Woche große Fortschritte.

Ich war auch so überglücklich, als wir essen gingen und sie mit so einer Leidenschaft alles zusammen aß. Wann ich das zuvor das letzte Mal gesehen habe, weiß ich nicht mehr. Die Esserei war mit ihr immer ein Kampf, weil sie durch den vielen Schleim nie ein Hungergefühl hatte.

Wir gingen auch zusammen im Schnee spazieren und machten eine kleine Schneeballschlacht und das alles während wir dabei reden konnten. Ich bin sehr stolz auf sie, ich kenne keinen anderen Menschen, der so einen Lebenswillen hat wie meine kleine Mara.

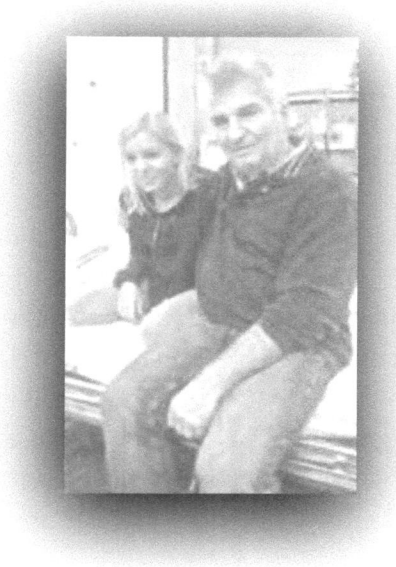

Entweder werden wir einen Weg finden oder wir machen einen! (Hannibal Barkas)

Auch ich habe meinen Traumprinzen gefunden, was bei mir nicht ganz so einfach war, da auch ein Partner CF akzeptieren und damit umgehen können musste. Aber ich habe ihn gesehen und wusste: ja das ist er! Ich hatte schon Freunde, aber das war dann immer nur für kurze Zeit und es war auch für junge Burschen schwer eine Freundin mit der Krankheit zu haben.

Bei den Anderen war am Anfang immer alles gut, aber sobald dann Probleme auftraten, ging es dann nicht mehr. Mit Mario war es allerdings anders, er wusste von Anfang an, durch Freunde, über CF Bescheid und wollte mich trotzdem besser kennen lernen. Allerdings wusste er damals nicht so genau, was auf ihn zukommen würde – aber ich auch nicht. Und, dass das so schnell passieren würde, damit hatten wir zu diesem Zeitpunkt beide nicht gerechnet. Wir waren jung, verliebt und wollten einfach unser Leben ohne große Einschränkungen genießen.

Ziemlich schnell war für uns beide klar, dass wir zusammen bleiben wollten. Damals war das Thema Transplantation noch nicht aktuell und wir sprachen auch nicht viel drüber.

Ich konnte damals so ziemlich alles noch machen und war anfangs auch noch spontaner. Ich war zwar auch öfter im Spital zu meiner üblichen Infusionstherapie, aber es ging mir noch besser. Für ihn war es auch nicht immer einfach, wenn ich nächtelang durchhustete, erbrochen habe und er mich so sah, aber er zeigte sich immer verständnisvoll und hilfsbereit.

So etwas kannte ich von anderen gleichaltrigen Burschen nicht, Mario war damals auch erst 19 Jahre und musste oft schon sehr reif, verständnisvoll und rücksichtsvoll sein.

Es gibt viele Dinge, die Burschen mehr sexy finden, als die eigene Freundin über der Speibschüssel hustend zu sehen – aber auch das hat er akzeptiert.

Natürlich hatten wir auch unsere Streitereien, aber das ist normal. Schnell redeten wir vom Heiraten, da wir wussten, dass wir zusammen bleiben wollen - egal was kommt.

Er erzählte mir, dass er sich immer schon am **11.11.2011** verloben wollte. Kurze Zeit später merkte ich, dass ein Ring von mir verschwunden war, aber ein paar Tage später war er wieder da, natürlich sagte ich nichts. Er lud mich dann am 11.11. zum Essen ein, ich zog mich schön an, denn irgendwas vermutete ich schon. Er holte mich ab und wir fuhren nach Mödling in ein Panoramarestaurant, bestellten uns besonders gutes und teures Essen und quatschten über Gott und die Welt.

Irgendwann verschwand er und tuschelte mit den Kellnern herum (die waren übrigens schon vorher eingeweiht und wussten, dass er mir einen Heiratsantrag machen will). Zum „Mohr im Hemd" servierte uns der Kellner zwei Sektgläser und in meinem Glas war der Ring! Ich wollte gleich anstoßen und trinken, doch dann machte Mario mich aufmerksam, dass ich den Ring nicht verschlucken sollte. Als ich den Ring rausnahm ging er auf die Knie und fragte mich, ob ich ihn heiraten möchte, es war alles wie in einem schönen, kitschigen Film. Natürlich sagte ich „JA". Eigentlich ist es üblich, spätestens ein Jahr nach der Verlobung zu heiraten, das hatten wir anfangs auch vor. Wir haben schon bald mit einigen kleinen Vorbereitungen begonnen, wie Lokale suchen, besuchten eine Brautmesse und ich schaute schon viele Kleider an.

Doch dann kam alles anders als erwartet. Die Listung für die neue Lunge kam schneller als gedacht. Und wir haben die Hochzeit verschoben, denn diesen besonderen Tag wollte ich richtig genießen können.

Wir haben eine gemeinsame 3-Zimmer-Neubau-Wohnung im dritten Bezirk. Schon beim Einrichten habe ich gemerkt, dass ich mit meiner Lunge nicht mehr viel machen kann. Ich ging zwar mit Möbel kaufen, Wandfarben und Böden aussuchen, aber außer zusehen konnte ich nicht viel machen. Es ist zwar unsere gemeinsame Wohnung, aber vor der Operation konnte ich dort unmöglich fix einziehen, denn ich brauchte viel Unterstützung von meinen Eltern. Außerdem kam dazu, dass die Wohnung Stiegen hat und diese habe im Laufe der Zeit nicht mehr geschafft.

Also haben wir die letzten Monate vor der Transplantation unser Wohnzimmer, welches oben ist, zum Schlafzimmer umfunktioniert, in der Küche wurde Zähne geputzt und duschen war ich bei meinen Eltern. So musste ich dann nicht mehr runter, denn die 11 Stufen waren mittlerweile fast unmöglich geworden. Mario schupfte auch den ganzen Haushalt, es ging kaum mehr.

Es war für uns beide eine sehr schwere Zeit, oft wollte ich die Beziehung beenden um ihn zu schützen, denn ich wollte, dass wenigstens er ein normales Leben führen kann. Aber er ist nie gegangen und mir immer zur Seite gestanden. Mario war auch stets mein Privatchauffeur, er führte mich entweder zu den Kontrollen ins Krankenhaus, manchmal auch zur Physiotherapie, holte bzw. brachte mich zu meinen Eltern oder fuhr mich einfach durch die Gegend, wenn ich mir das gerade einbildete. Oft saß ich auch bei meinen Eltern alleine zuhause und war durch die lange Wartezeit oft schon depressiv. Ich weiß noch, ich rief ihn einmal an, weil ich spontan das Wohnzimmer meiner Eltern lila ausmalen wollte. Er zögerte nicht lange, nahm sich den Nachmittag frei und kam sofort zu mir. Wir fuhren mit dem Sauerstoffgerät am Rücken zum Baumarkt, kauften Farbe und Folien um die Möbel und den Boden abzudecken. Dann ging es schon los. Mehr als drei Pinselstriche schaffte ich allerdings nicht, also mussten er und mein Bruder den Rest fertig machen.

Die letzten Monate der Wartezeit waren für ihn auch sehr angespannt. Mario rechnete mittlerweile täglich mit dem Anruf, dass endlich eine Lunge für mich da ist. Vor allem konnten wir keine Nacht mehr durchschlafen, das zerrte auch an seinen Nerven. Jede Nacht waren wir für ein paar Stunden wach, weil ich so viele Hustenattacken und teilweise auch Atemaussetzer hatte. Täglich bzw. auch in der Nacht habe ich etwa zwei „Speibschüsseln" vollgekotzt. Dann hatte ich immer so einen Reizhusten, dass ich nicht so schnell einschlafen konnte. Mario und auch meine Eltern haben das tagtäglich mitgemacht.

Aber das ist seit dem 17.Dezember 2013 nicht mehr notwendig!

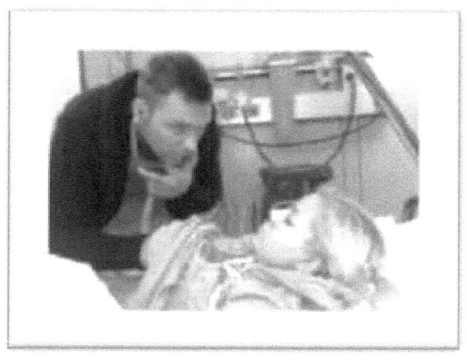

Ich werde nie Kinder bekommen das steht fest. Vor der Transplantation war ich erstens zu jung und zweitens war auch damals mein Gesundheitszustand nicht so gut. Denn für eine Schwangerschaft muss man bestimmte Werte haben und die hatte ich schon lange nicht mehr. Außerdem ist immer das Risiko gegeben, durch die starken Medikamente das Kind zu gefährden. Pausieren könnte ich mit den lebensnotwendigen Tabletten und den Inhalationen sowieso nicht. Außerdem konnte ich mich früher, als es mir noch besser ging, gerade mal um mich kümmern. Wie hätte ich es schaffen sollen, mich noch um ein Baby zu kümmern? Und als es mir schlechter ging habe ich nicht mal mehr mein eigenes Leben wirklich auf die Reihe gebracht.

Jetzt nach der Lungentransplantation kommt es noch weniger in Frage. Jetzt nehme ich noch stärkere und wichtigere Medikamente, mit denen kann ich keinesfalls aufhören. Denn diese nehme ich, damit mein Körper das fremde Organ nicht abstößt und ich sozusagen am Leben bleibe.

Zum Glück sind Mario und ich uns da einer Meinung, er fühlt sich auch noch zu jung und meint , er will die Welt sehen und Sachen erleben, da passt ein Kind eigentlich gar nicht rein. Ob er das ernst meint oder nur sagt um mich zu beruhigen, kann ich nicht abschätzen. Ich würde es auch unverantwortlich von mir finden, jetzt ein Kind in die Welt zu setzen.

Ich habe zwar eine Spenderlunge bekommen, aber wie wir alle wissen, ist auch die Zeit von dieser begrenzt. Und ich möchte nicht, dass mein Kind einmal ohne Mutter aufwächst.

Drei Dinge sind aus dem Paradies geblieben: Sterne, Blumen und Kinder (Dante Alighieri)

(geschrieben von meiner Mama)

Unsere gemeinsame Geschichte begann – so wie in allen Familien, die ein Kind bekommen – mit der Geburt. Nur unsere ging ganz anders weiter als wir alle dachten und dennoch ist sie in unserem eigenen Leben zu etwas ganz Besonderem geworden.

Mara's erste Wochen hatten den normalen Verlauf, sie aß, trank und schlief wie andere Babys auch, aber sie wurde immer weniger und der Körper behielt keine Nahrung. So kam es, dass sie mit drei Wochen 40 dkg unter ihrem Geburtsgewicht lag und mit sechs Wochen bereits – nach einem Spitalsaufenthalt – mit CF diagnostiziert war und durch das Medikament Kreon ihr Geburtsgewicht erreicht hatte.

Ich überspringe nun viele Jahre, denn Mara hatte sich gesundheitlich stabilisiert, ging in den Kindergarten, hatte auch später dann in der Schule gute soziale Kontakte und lebte ein unbeschwertes Leben – trotz Einschränkungen, wie inhalieren, kalorienreiches Essen, viele Medikamente etc.

Dass durch unser „anderes Leben" eine außergewöhnliche Verbindung entstand, ist für mich von besonderer Bedeutung. Wir haben immer schon alles intensiver und anders erlebt und geschätzt, waren dankbar, wenn die Hustenanfälle oder Infekte mit Fieber sich nach dem Winter reduzierten.

Wenn wir im Sommer ans Meer fuhren und dieses zum ersten Mal sahen, musste Jerko, mein Mann sofort mit dem Auto stehen bleiben und wir sprangen raus und sangen ganz laut „Kad mi dodes ti" von „Oliver", unserem kroatischen Lieblingssänger und schrien dabei vor Freude; das machen wir bis heute so.

Mara ist ein sehr intensiver und reifer Mensch geworden, das wahrscheinlich durch ihre schwere Zeit in der Pubertät. Sie hatte es ab da nicht leicht und damals hatte sie wahrscheinlich schon begriffen, dass die unbeschwerte Kindheit vorbei ist.

Als sie in der Pubertät oft im Spital war und sich ihr Gesundheitszustand verschlechterte, merkte ich damals schon, welche Menschen hinter ihr stehen und welche schnell wie Seifenblasen zerplatzten. Mara hatte sich immer wieder erholt, weiter gekämpft und wurde schnell erwachsen.

Ich schließe dieses Kapital ab, denn das was noch kommt, hat einen besonderen Stellenwert in meinem Leben und verdient ein eigenes Kapital.

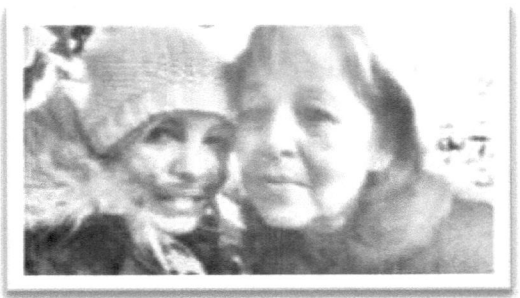

Du kannst nicht zu neuen Ufern aufbrechen, wenn du nicht den Mut hast die alten zu verlassen

Lang habe ich mich mit meinen Eltern und meiner Psychologin auf den Vorstellungstermin im AKH vorbereitet (Thoraxchirurgie - Ambulanz, Ebene 7C). Obwohl ich von Anfang an wusste, dass es anders kommt, als ich es mir hundert Mal im Kopf ausmalte, war ich sehr nervös und hatte Angst.

Auf die sogenannte „Liste" kommen Patienten mit CF, wenn sich nicht nur der Allgemeinzustand verschlechtert und das Gewicht abgenommen hat, sondern z.b. die Werte der Lungenfunktion, der Sättigung und andere Werte stark gesunken sind. Mein FEV1 war zu diesem Zeitpunkt 21, vergleichsweise mit dem FEV1-Wert eines gesunden Gleichaltrigen ca. 80. FEV1 ist das Volumen, das maximal in einer Sekunde ausgeatmet werden kann.

Am **14. Februar 2012** war es dann so weit: ich fuhr mit dem Fahrtendienst und meiner Mutter ins AKH. Witziger weise hatte sie zu dieser Zeit einen Gipsfuß und der Fahrer dachte, sie sei die Patientin.

Nach ewig langem Gehumpel (meine Mutter war damals als Einzige noch langsamer als ich), hatten wir es endlich auf die Ebene 7 geschafft. Die Situation war sehr angespannt, aber wir haben die besondere Gabe, in solch ernsten Momenten irgendwie das Positive heraus zu kitzeln und können dann über die merkwürdigsten Sachen lachen. Wir versuchten uns die Wartezeit mit Essen, Lesen, Quatschen und Leute ausrichten so erträglich wie möglich zu machen, auch wenn es an diesem besonderen Tag nicht einfach war.

Nach langen drei wartenden Stunden wurden wir endlich aufgerufen. Der Weg vom Warteraum bis zum Zimmer, in dem mich das „Komitee" erwartete, kam mir wie eine Ewigkeit vor, ich ging vor und meine humpelnde Mama hinter mir her.

Das Gespräch führte der koordinierende Arzt gemeinsam mit der Psychologin. Anfangs hatte ich das Gefühl, dass sie nicht ganz checkten, warum ich da bin, da man mir von meinem Äußeren offensichtlich nicht anmerkte, wie schlecht meine Lunge war und Sauerstoff hatte ich damals noch keinen.

Trotzdem war ich immer froh, wenn man es mir nicht ansah, wie schlecht es mir ging, da ich immer auf mein Aussehen achtete und keinesfalls krank aussehen wollte.

Also weiter zum Gespräch: Sie begannen eine ewig lange Liste abzuarbeiten, beispielsweise mit Fragen wie:

- seit wann sich mein Zustand verschlechtert hat
- was ich jetzt nicht mehr machen kann
- ob ich noch arbeiten gehen kann
- sie stellten mich auf die Waage
- fotografierten meinen Brustkorb wegen der Überblähung der Lunge

Die Überblähung auch RV (Residual-Volumen) genannt, ist die Menge der Luft, die in der Lunge verbleibt und nicht mehr ausgeatmet werden kann.

Als ich wieder angezogen war und mich hinsetzte, meinten sie, dass ich für eine Transplantation erst in Frage kommen würde, wenn ich es vom Schreibtisch bis zur Türe nicht mehr schaffe – und das waren nicht mal vier Meter - und 24 Std. Sauerstoff hätte.

Als die allerdings meine Befunde und letzten Lungenfunktionen genau angeschaut hatten, merkten sie doch sehr rasch, dass es an der Zeit war.

Bis zum nächsten Termin musste ich viele notwendigen Untersuchungen machen und im März wurde ich dann für fünf Tage aufgenommen: Unmengen Blut - und das von mir, wo meine Venen sich eh schon längst verabschiedet haben - aber ich habe ja Gottseidank meinen Port-a-Cath. Dieser wurde mir mit 14 Jahren implantiert und hat sich schon als tapferer, hässlicher, kleiner Weggefährte sehr bewährt. Ich hasse ihn trotzdem und er hat bis heute keinen Namen. Also ihn nicht, aber die Stelle an der man ihn sieht, unterhalb des Schlüsselbeins. Vor allem im Sommer nervt er, wenn ich offene T-Shirts oder Bikinis trage. Ihm verdanke ich aber auch, dass ich eine Leidenschaft entwickelt habe: das Sammeln von T-Shirts in allen Variationen, Schnitten und Ausschnitten. Mein Kasten ist voll damit!

Zurück zu den Untersuchungen: Also, was wurde noch gemacht? Das 100. Röntgen, Computertomographie mit Kontrastmittel, meine Zähne wurden angeschaut, Frauenarztkontrolle, Knochendichtemessung etc. Beim Spritzen des Kontrastmittels warnte mich die Schwester vor, dass mir sehr heiß werden wird. Aber ich wusste offenbar vorher nicht was heiß bedeuten kann. Ich spürte und hörte zuerst nur ein „pfff", als das Mittel in die Vene gespritzt wurde und dann eine Hitze in mir, von der ich dachte, sie schießt direkt aus den Poren. Ich dachte, in der Wüste kann es nur kälter sein. Zum Glück war danach alles in Ordnung und sie fanden nichts, was gegen eine Transplantation sprechen würde, trotzdem waren noch die Profis im AKH gefragt. Aus diesem Grund wurde der nächste Termin für Mitte April ausgemacht.

20. April 2012: Wieder ging ich mit meiner Mama – mittlerweile ohne Gipsfuß - zu dem Gespräch und wieder waren wir sehr angespannt.

Davor traf ich mich aber noch mit einer Freundin zum Frühstück, denn ohne Caffe Latte und einer Riesengolatsche ging einmal gar nichts. Diese mittlerweile sehr gute und fast gleichaltrige Freundin habe ich in einem CF-Forum kennen gelernt, denn sie ist Mutter eines drei-jährigen CF-Mädchens. Sie ist nicht nur eine tolle Mutter sondern auch ein wunderbarer Mensch, die beide Male, als wir viele Stunden auf die mögliche Transplantation warten mussten, nicht von meiner Seite gewichen ist. Sie wegzuschicken war chancenlos, es kam höchstens ein bestimmtes: „i bleib do" von ihr. Auch die negativen Sachen im Leben bringen oft Gutes, denn ohne CF hätte ich sie nicht kennen gelernt.

Im 7. Stock angekommen, wieder einige Stunden wartend, der Weg zur Tür vom Behandlungsraum kam mir noch länger vor als letztes Mal, trafen wir endlich den sehnsüchtig erwarteten leitenden Arzt an. Mit dabei waren wieder die Psychologin und der Koordinator vom letzten Mal, aber diesmal war auch ein Chirurg dabei. Beide waren sehr engagiert und nett, vor allem der Internist nahm mir mit seiner Art und seinem Humor viel Angst. Der Chirurg schaute sich meine Röntgenbilder und mich genau an, ob etwas gegen eine Operation sprechen würde - dies war zum Glück nicht der Fall.

Jetzt mussten meine Daten nur noch an Eurotransplant geschickt werden. Eurotransplant ist eine Gemeinschaft, die für die Verteilung der Organe in Belgien, Deutschland, Kroatien, Luxemburg, Niederlande, Slowenien und Österreich zuständig ist.

Am 25. April 2012 war es dann soweit: ich wurde vom AKH angerufen, dass ich ab jetzt auf der Liste bin und mein Handy immer bei mir haben muss. Auch die Nummern meiner Eltern waren registriert. Mir wurde gesagt, dass ich Österreich zwar nicht verlassen darf, jedoch sogar aus dem letzten Vorarlberger „Kaff" mit dem Hubschrauber geholt werden würde.

Ich hab früher eh gerne „Medicopter" geschaut, also warum nicht? Falls ich mehr als 200km von Wien wegfahre, müsste ich dies auch melden. Jetzt kann das Warten beginnen!! Anfangs erschrak ich bei jedem Handyläuten, aber bald habe ich mich schon daran gewöhnt und war auch nicht mehr so angespannt bei jedem Läuten.

Nachdem ich knappe neun Monate auf der Liste war, wurde ich vom AKH, allerdings von der physikalischen, angerufen, ob ich für eine Studie kommen würde. Ein paar Tage darauf war der Termin, ich wusste nicht was mich erwartet, nahm aber sicherheitshalber mein Trainingsgewand mit.

Dort angekommen, erwarteten mich zwei sehr nette Studenten. Sie erklärten mir genau was am Programm steht, fragten mich wie es mir geht und dann ging es schon los. Ich bekam einen Gurt um den Brustkorb geschnallt, der meine Sauerstoffsättigung und meinen Puls maß. Meine erste Aufgabe war es: zehn Minuten liegen, anschließend fünf Minuten stehen. Dabei schauten sie, wie sich die Werte veränderten. Als nächstes musste ich zur Blutabnahme, beim zweiten Versuch schaffte es der Arzt sofort, der übrigens auch sehr nett war. Es gibt schon sehr viele nette und menschliche Ärzte, aber auch immer wieder welche, die sehr arrogant auftreten. Sicherlich sind wir CF-Patienten oft ein schwieriges Klientel, wir wissen viel über unsere Krankheit und haben mit Sicherheit einen weitaus höheren Wissenstand als andere Patienten. Also kommt es unvermeidbar zu Fragen, Zweifel und eigenen Entscheidungen, die nicht immer für Ärzte angenehm sind. Ich habe aber schon so viele tolle Menschen im weißen Kittel getroffen, aber auch schon einige andere.

Nach der Blutabnahme ging es, noch immer mit meinem Brustgurt, zum 6-Minute-Walking-Test. Meine Aufgabe war es, eine 50-Meter abgemessene Strecke in sechs Minuten so oft wie es mir möglich war zu gehen, wenn möglich ohne Pause. Die Studentin ging mit mir mit und ich schaffte elf Strecken, also insgesamt 550 Meter, was für meinen gesundheitlichen Zustand gut war.

Der vorletzte Teil war Kraft messen. Der Student drückte mit einem Gerät zum Beispiel meine Faust zu mir und ich musste dagegen drücken, diesen Vorgang machte man auf jeder Seite fünf Mal. Das gleiche wurde auch mit meinen Füßen, Ober-und Unterschenkeln, Ober-und Unterarmen gemacht. Meine Mama schaute am Computer mit und ich war wieder im obersten Bereich. Meine regelmäßigen Krafttrainings in der Physio haben sich offensichtlich bezahlt macht. Meine letzte Aufgabe war es, einen Fragebogen mit verschiedensten Fragen anzukreuzen - mit den Möglichkeiten 1 (nie) bis 5 (immer). Es waren Fragen wie beispielsweise: ich brauche Hilfe beim An-und Ausziehen oder mir ist es möglich alleine zu duschen.

Dieser ganze Vorgang vom heutigen Tag wird ein paar Tage nach meiner Transplantation wiederholt, um zu sehen was und wie es sich verändert hat. Mittlerweile habe ich es zwei weitere Male gemacht. Einmal kurz vor der Entlassung und das zweite Mal etwa sechs Monate nach der Operation. Und zum Glück sah man bei beiden Malen Verbesserungen.

Der Tod geht zwei Schritte hinter dir. Nutze den Vorsprung und lebe

(Werner Mitsch)

Wann ich das erste Mal übers Sterben nachgedacht habe, weiß ich nicht mehr so genau. Es war eigentlich relativ früh, ich denke als ich etwa zwölf war.

Da ist ein CF-Patient, der mit mir auf der Station war, gestorben. Damals war das furchtbar schrecklich für mich, dass jemand so früh gehen muss. Aber mittlerweile gehört der Tod für mich ganz normal zum Leben dazu, bei mir früher als bei anderen. Aber er macht mir keine Angst mehr. Allerdings weiß ja niemand, wann seine Zeit zu Ende ist. Aber durch CF habe ich gelernt, jeden Tag zu genießen und für jeden Tag dankbar zu sein.

Ich verschiebe nichts mehr, worauf ich Lust habe, auf morgen. Denn wer weiß ob man dann noch die Möglichkeit dazu hat. Spätestens jetzt, wo ich wieder Leben kann, fange ich auch an richtig zu Leben. Ich gönne mir alles was ich möchte und was für mich bezahlbar ist. Wenn ich meine neue Hose einfach zum Einkaufen anziehen möchte, tue ich das und verschiebe es nicht auf einen schöneren Anlass.

Durch diese Krankheit wird man auch oft mit dem Tod konfrontiert, immer wieder gehen Menschen viel zu früh, mit denen man das gleiche Schicksal teilt und deshalb irgendwie eine Verbindung und Freundschaft aufgebaut hat. Viele nach der Transplantation weil beispielsweise die Lunge abgestoßen wird, manche noch im normalen „CF-Zustand" und andere wiederum weil sie leider nie eine Chance bekommen haben, auf die Liste zu kommen.

Ich sehe den Sinn im Leben darin, aus der Zeit, die man hat, das Bestmöglichste herauszuholen. Was bringt es mir, wenn ich 80 Jahre alt werde aber nie richtig glücklich war?

Ich möchte die Jahre, die ich habe, alles erleben was ich mir vorgenommen habe, alles sehen was mich interessiert und die Zeit einfach bestmöglich auskosten. Ja, oft kotzt es mich an, wenn der Gedanke in meinem Kopf herum schwirrt, dann aber denke ich an meine Liebsten, mit denen ich noch viel vor habe und an meine nächsten Pläne und dann ist der schlechte Gedanke auch schon wieder weg. Solche Gedanken sind auch normal, solange sie nicht Übermaß nehmen.

Allerdings sprach ich auch in der Wartezeit ein-oder zweimal mit einer guten und langjährigen Freundin über den möglichen Tod und eine Beerdigung. Ich sagte ihr was ich mir wünschen würde und wie ich es mir in etwa vorstelle. Es war sehr emotional, aber ich wollte es einfach ein bisschen besprochen und geklärt haben.

Ich denke bei diesem Thema auch immer an meine Eltern, meinen Bruder, Mario, Nala und meine engsten Freunde und Verwandte. Wie würden sie ohne mich weiter leben? Ich muss einfach weiter kämpfen – einerseits für mich, andererseits für sie, denn auch sie waren stark für mich.

Vor meiner Transplantation habe ich viel mehr darüber nachgedacht, weil ich doch immer wieder Angst hatte, den Zeitpunkt nicht mehr zu erleben, wann endlich ein passendes Spenderorgan für mich da ist.

Ich hatte Angst, die Chance auf ein zweites, besseres Leben nicht mehr zu bekommen. Aber durch meinen Kampfgeist und meine Willenskraft habe ich nie aufgegeben und die Wartezeit gut gemeistert. Und jetzt habe ich schon einiges erlebt in meinem neuen Leben und habe noch sehr, sehr viel vor.

Irgendwie stelle ich mir das Sterben auch schön vor. Es ist ein Gehen in eine andere Welt. Man wird bestimmt darauf vorbereitet, man selber wird spüren, dass es an der Zeit ist zu gehen. Ich würde mir für mich persönlich wünschen, dass es zuhause stattfindet und alle meine Lieben bei mir sind und wir uns noch verabschieden können und eines meiner Lieblingslieder spielen. Dann wird sich irgendwann ein Licht für mich erhellen und ich werde von einem noch unbekannten Engel abgeholt werden.

Aber ich möchte einmal, bevor ich meine Augen für immer schließe, behaupten können, dass ich mein Leben genossen und gelebt habe und ich glaube und hoffe, dass ich am richtigen Weg bin.

Every breath counts

Tätowieren wurde für mich erst ein Thema, als ich gelistet wurde. Denn erst ab diesem Zeitpunkt wusste ich, dass, ich mich nach erfolgter Transplantation weder tätowieren noch piercen lassen darf.

Tattoos haben mir zwar schon lange gefallen, nur wusste ich nie, was ich ein Leben lang auf meinem Körper haben wollte und außerdem war ich immer viel zu ängstlich, denn vor Spritzen hatte ich von meiner Spitalserfahrung schon genug. Wie dann das Thema „Transplantation" aktuell wurde und ich mich mehr damit auseinander setzte, hatte ich die Idee mir **„Every breath counts"** auf die Hüfte tätowieren zu lassen.

Kurze Zeit später fand in Wien eine Tattoo-Messe statt. Ich ging mit Mario und einer Freundin aus reinem Interesse hin. Nie hätte ich vorher gedacht, dass ich mit meinem ersten Tattoo von dort heimgehen würde. Aber es kam anders: auf einem unbequemen Hocker, von Mario hinten gestützt, ließ ich mich doch tatsächlich dort tätowieren, noch dazu vor unzähligen Schaulustigen.

Ich wurde dort mehrmals gefragt, ob mein Port-a-Cath ein Implantat sei. Kein Wunder, denn es war die Vampire Lady dort zu Gast. Ich gab zynisch zur Antwort: „Nein, ich bin bei der CIA und das ist ein Abhörgerät." oder manchmal auch „Das ist ein integrierter I-Pod". Auch meine Eltern hätten nie gedacht, dass ich mir ein Tattoo machen lassen würde, sie kannten ja meine Nadelphobie, umso überraschter waren sie dann, als ich damit nachhause gekommen bin! Es heißt ja, man kann danach süchtig werden, was ich mir anfangs nicht vorstellen konnte.

Als die Schmerzen nach dem ersten Tattoo weg waren und die Wunde langsam verheilte, dachte ich schon über mein nächstes Tattoo nach. Kurz darauf ließ ich mir drei Löcher für neue Ohrringe stechen. Im Sommer drauf folgte das nächste Tattoo - ein Blumenmuster am rechten Fuß mit den Buchstaben J.A.R. (das sind die Anfangsbuchstaben meiner Eltern und meines Bruders). Durch die dünne Haut am Vorderfuß tat es diesmal viel mehr weh als beim ersten Tattoo. Ich wusste ja nie, wieviel Zeit ich noch habe bis zur Operation. Also ging ich kurz darauf wieder spontan ins Tattoostudio und ließ mir am Nacken einen kleinen Puzzleteil mit „Love" drinnen tätowieren.

Jetzt nach der Transplantation, hätte ich noch so viele Ideen, aber ich würde meine Gesundheit deswegen nie riskieren. Außerdem bin ich froh, das vorher getan zu haben.

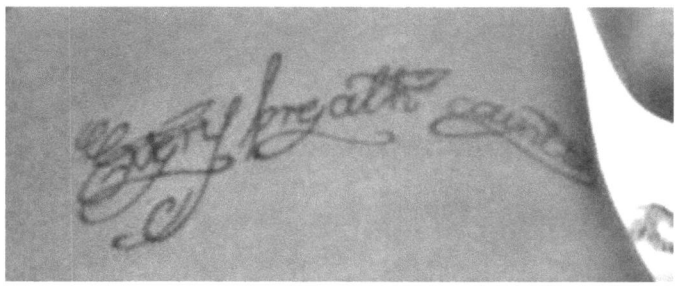

Ich war noch niemals in New York

Diese für mich beeindruckende Geschichte im folgenden Kapitel ist im September 2012 – damals war ich schon einige Monate gelistet – so entstanden: Sehr gute langjährige Freunde meiner Eltern haben gemeinsam ihren 50. Geburtstag in einer tollen Location gefeiert. Das Motto waren die 80er Jahre. Also besorgten wir uns die entsprechenden Outfits und sahen alle zusammen sehr lustig aus. Wir fuhren mit dem Taxi, weil öffentlich gesehen zu werden hätte vielleicht zu einer Verhaftung geführt, und trafen dort eine lustige Mischung von verkleideten Personen.

Der Abend verlief toll, gute Stimmung, ein leckeres Catering und ein Auftritt von Conchita Wurst war die Überraschung. Alles in allem ein schönes gelungenes Fest und wir unterhielten uns prächtig.

Der eigentliche Höhepunkt für mich persönlich war aber der, dass das Geburtstagspaar keine Geschenke wollte, sondern bereits in der Einladung geschrieben hat, dass sie gerne mit mir nach New York fliegen möchten, wenn ich die neue Lunge habe und ich wieder fliegen darf, denn das ist immer schon ein großer Wunsch von mir gewesen.

Diese Sympathien und die vielen lieben Worte dieser Menschen, die ich ja nicht alle kannte, haben mich beim Fest schon sehr gerührt. Als ich danach noch erfuhr, dass viel Geld für diese Reise gegeben wurde, war ich mehr als sprachlos.

Nun ist es mit der Planung schon soweit: wir werden im März eine Woche nach New York fliegen, haben schon das Hotel reserviert, natürlich mit Blick auf das Empire State Building, und ich möchte mir auf jeden Fall einige Musicals anschauen. Zu sparen habe ich schon begonnen, denn natürlich muss auch geshoppt werden.

Bedanken möchte ich mich in erster Linie bei unseren Freunden für die tolle Idee, die beiden haben immer an mich geglaubt, haben mich schon als Kind begleitet und standen auch meinen Eltern in den schweren Stunden während der OP bei. Sie haben mich immer in den Schutz genommen, wenn ich mal was nicht durfte.

Danke an jeden einzelnen ihrer Freunde, die mitgeholfen haben, dass mir so eine Reise ermöglicht wird, wenn ich in New York bin, werde ich jeden Moment genießen und an Euch alle denken.

Der für mich ganz normale Wahnsinn

Trotz CF, auch wenn es mir immer schlechter ging, wollte ich natürlich keineswegs aufs Fortgehen verzichten. Allerdings konnte ich nur mit Freunden was unternehmen, die alles genau wussten und im Notfall reagieren konnten. Es war – wenn ich im Nachhinein darüber nachdenke - immer so anstrengend und ich verstehe eigentlich nicht, warum ich mir das damals oft angetan habe. Ich wollte einfach nicht wie eine alte, kranke und schwache Frau zuhause sitzen, ich wollte genauso noch Spaß haben.

Da war es ja noch einfacher, da hatte ich noch keinen Sauerstoff. Keiner wusste damals, wird es mir wieder mal so gut gehen, dass ich das alles wieder erleben werde, keiner wusste ob ein Spenderorgan rechtzeitig kommen würde, auch wenn ich die Hoffnung nie aufgegeben hatte.

Am liebsten machte ich mich, so wie jedes Mädchen, gemeinsam mit einer Freundin fertig zum Weggehen, Schminken, Haare glätten, Zopf oder Locken? Was soll ich anziehen? Natürlich waren auch die normalen „Probleme" bei mir vorhanden. Aber trotzdem war es immer schon anders, ich musste immer so knapp wie möglich vor dem gehen inhalieren, damit ich Luft bekam, meinen Spray hatte ich für den Notfall auch immer dabei und packungsweise scharfe Kaugummis, ohne die hätte ich nie einen Club betreten können. Die haben mir dann für kurze Zeit wenigstens das Gefühl von Luft verschaffen. Aber irgendwie war ich ja doch eine ganz normale Jugendliche, die auch im Dezember einen Minirock anziehen musste und es überhaupt nicht verstanden hat, wenn die Eltern sich Sorgen machten.

Mittlerweile verstehe ich es – ich bekam ja nicht einfach einen normalen Schnupfen, sondern gleich eine Lungenentzündung, die im schlimmsten Fall wieder Mal für zwei bis drei Wochen im Spital endete.

Wenn wir dann endlich bereit waren zum Weggehen, riefen wir natürlich ein Taxi, öffentlich war es für mich unmöglich gewesen hin zu fahren. Da wäre ich schon beim Hinkommen so fertig gewesen, dass ich eigentlich gleich wieder umdrehen hätte können. Zum Glück sind die Taxistände nie so weit entfernt. Trotzdem war es für mich extrem anstrengend. Vor allem im Winter, wenn es rutschig war, dann musste ich mich extrem anstrengen um mit hohen Schuhen gehen zu können und das nahm mir noch mehr Luft.

Wenn es kalt war, rannten immer alle zum Eingang, um so schnell wie möglich im Warmen zu sein. Ich kam immer wie eine Hundertjährige hinterher, denn für mich war es unmöglich, außer ich hätte ungeniert vor den Eingang gekotzt. Dann wäre ich aber sicher nicht mehr hineingekommen, weil der Türsteher sicher geglaubt hätte, dass ich schon betrunken angestapft komme. Clubs in denen Stiegen waren, habe ich sowieso vermieden. Wenn wir wo waren, wo es mehrere Ebenen gab, war das für mich schon Stunden vorher eine psychische und physische Belastung. Dieses „Wenn nachher wer rauf will und ich dreißig Stufen gehen muss und dann ewig stehen bleiben muss um mich zu erholen" war ein Horror für mich. Durch den Rauch in den Lokalen wurde die Atemnot, die ich ja sowieso schon hatte natürlich auch nicht besser.

Nach so einem Abend, der meisten eh nicht lange gedauert hat, war ich dann immer fix und fertig und war froh zuhause zu sein. Dann musste ich aber, egal wie spät es war, noch inhalieren und dann bin ich komplett erledigt ins Bett gefallen und brauchte ewig bis ich mich wieder so halbwegs erholt habe. Aber seit ich Sauerstoff hatte, konnte ich sowas eh vergessen. Da saß ich dann wirklich wie eine alte Frau zuhause und wartete bis endlich der Anruf kommt.

In dieser Zeit haben wir trotzdem Freunde getroffen oder eingeladen. Manche verstanden mich nicht wirklich, und so gingen Freunde aus meinem Leben, von denen ich im Nachhinein aber weiß, dass es nie richtige Freunde waren. Sie meldeten sich nur, wenn es ums Spaß haben ging. Dafür weiß ich jetzt ganz genau wer die wahren Freunde sind.

Ich kann mich noch an unsere letzte Shopping-Tour vor der Transplantation erinnern, wir wollten unbedingt Weihnachtsgeschenke besorgen, ich wusste ja nicht ob ich noch dazu komme vor der Operation. Wir machten uns fertig, ich lud nochmal den Sauerstoff auf bevor wir fuhren, natürlich ist der genau da angefroren und es dauerte noch eine halbe Stunde länger, bis wir fertig waren und fahren konnten. Endlich waren wir im Einkaufszentrum angekommen! Wir wollten loslegen mit dem Geschenke kaufen, doch mit dem „hübschen Charlie" am Rücken, der sicher fünf Kilo hatte, bekam ich extreme Rückenschmerzen, also war auch das nicht so lustig, wie ich dachte. Alle paar Minuten musste ich eine Pause machen, weil ich auch mit dem Schlauch in der Nase keine Luft bekam.
 Ich hatte ja auch eine Handtasche und nach jedem Geschäft wurden die eingekauften Sachen mehr.
Wir verbrachten fast den ganzen Tag dort, denn mit mir kamen wir nur im Schneckentempo weiter.
Dank der großen Geduld, die dann Mario doch hatte und meinem sturen „Ich muss aber noch das kaufen", haben wir es

trotzdem noch geschafft, alles zu erledigen. Und wir hätten tatsächlich keine andere Möglichkeit mehr gehabt.

Mit CF wollte ich auch, wie die anderen, Burschen treffen und kennen lernen. Aber meine Lunge hat das nicht so verstanden. Kino gehen ging gar nicht, da ich es nicht ausgehalten hätte einen Film durch nicht zu husten, es wäre ja nicht ein kurzer Huster gewesen sondern ein langer und verschleimter. Also versuchte ich das zu vermeiden, wenn ich doch hin und wieder mit ging, war der Abend eine Katastrophe. Durch das Unterdrücken kam dann später alles hoch. Genauso wenig konnte ich einen Spaziergang machen. Glaub nicht, dass es so romantisch gewesen wäre, wenn man mich die ganze Zeit hecheln hörte.

Auch sich abends einfach ins Bett zu legen, war bei mir anders. Ich musste ja noch inhalieren und therapieren. Danach hat dann oft der ganze Schleim zu arbeiten begonnen und wollte raus, was weder für mich noch für meine Familie angenehm war. Da kam dann wieder die rote Speibschüssel zum Einsatz. Meistens dauerte so ein Husten- bzw. Speibanfall am Abend oder in der Nacht mindestens eine Stunde. Oft war Mama bei mir, damit die anderen schlafen konnten, wir hatten aber auch oft unseren Spaß, haben ferngeschaut, uns G'schichteln erzählt oder im Internet irgendwas angeschaut. Ja, der Humor und das Lachen sind uns (fast) nie vergangen!

Als ich endlich wieder im Bett lag, schlief ich meist auf bis zu vier Pölstern im Sitzen. Da hab ich zwar halbwegs Luft bekommen, dafür wachte ich jeden Morgen mit Rückenschmerzen auf, aber da wurde ich dann wenigstens in der Physiotherapie massiert. In die Physio, auf die CF-Ambulanz, musste ich nämlich dreimal pro Woche um mich möglichst fit zu halten bis zur Operation – wo keiner weiß wann die stattfindet.

Dreimal pro Woche musste ich hin, jedes Mal dasselbe: erst mal Ausdauertraining, entweder aufs Rad oder Laufband. Danach Krafttraining am Kraftturm oder freie Übungen. Die freien Übungen waren mir lieber, immer wenn Praktikanten da waren, habe ich sie genötigt mitzumachen. Anschließend musste ich Atemmuskeltraining machen, das stärkt das Zwerchfell und zum Schluss noch Atemtherapie um den zähen Schleim hoch zu bekommen. Es ist nicht nur einmal passiert, dass ich dort gekotzt habe, weil es einfach so viel war und der ungewollte Mitbewohner meiner Lunge raus wollte.

Wir gehen seit meiner Geburt jeden August mit unseren Freunden zum Großheurigen nach Pfaffstätten. Pflicht war dort, viel zu essen, denn alles ist so lecker! Aber die letzten Jahre konnte ich das nicht mehr, es tat mir immer sehr leid. Vor ein paar Jahren habe ich die Warnung meiner Lunge nicht ernst genommen und habe einfach gegessen und gegessen. Als wir dann nach einem längeren Spaziergang endlich beim Auto waren, habe ich zu Husten begonnen und das ganze gute Essen war wieder da.

Die nächsten Jahre habe ich dann sehr wohl aufgehört, wenn der volle Magen auf die Lunge gedrückt hat.

Der 60. Geburtstag von meinem Papa musste natürlich auch noch gefeiert werden, immerhin war es ein Runder. Da er eigentlich nicht feiern wollte, Mama und ich das aber nicht akzeptieren wollten, planten wir eine Überraschungsparty für etwa 25 Freunde und Verwandte bei uns zuhause. Wir hatten aber immer im Kopf, dass wir eigentlich gar nicht wissen, ob die

Party noch stattfindet, weil ja immer der Anruf dazwischen kommen konnte. Zum Glück ging alles gut – ein Freund lenkte meinen Papa ab und als er dann kam, warteten schon alle auf ihn.

An diesem Tag ging es mir zum Glück relativ gut, habe auch ziemlich lange ausgehalten – mit Sauerstoff natürlich. Wir haben so ausgiebig gefeiert und gesungen und wir waren so laut, dass um zwei Uhr in der Früh die Polizei vor unserer Tür stand. Es war die letzte Feier vor meiner Operation, ich bin aber sehr froh da noch dabei gewesen zu sein.

Am schlimmsten war es für mich, wenn der Aufzug kaputt war. Für andere wahrscheinlich halb so schlimm aber nicht für mich. Bis zu diesem Zeitpunkt kannte ich unser Stiegenhaus nicht. Wir wohnen im vierten Stock, das sind etwa achtzig Stufen. Ich schaffte es immer irgendwie in die Wohnung. Durch sehr langsames Gehen, Sitzpausen und Atempausen schaffte ich es aber immer.

Immer öfters haben auch die extrem starken Hustenattacken angefangen. Es hat eigentlich nur mit Husten begonnen, ich wusste am Anfang eines Hustens nie, wird es gleich aufhören oder in einem Hustenanfall enden? Bei diesen Anfällen hat sich alles im Hals zusammen gezogen und ich konnte nicht Luft holen. Ich habe dann immer so Sternchen gesehen, egal wo ich hingeschaut habe und habe dann meistens zum Weinen begonnen. Es wurde mir dann immer bewusst wie schlecht es mir schon ging und ich hatte einfach auch Angst.

Am Schlimmsten war es für mich, wenn so ein Anfall nach dem Essen gekommen ist. Mich hat das noch mehr angestrengt das Essen hoch zu würgen. Und dann soll mich noch einmal wer fragen, warum ich so dünn bin? Aussagen wie „ Iss endlich mal wieder was" oder „Mara, du bist ja so dünn, das kann nicht mehr gesund sein" waren keine Seltenheit. Ja stimmt – es war auch nicht mehr gesund!

Wenn ich diese Hustenanfälle in der Öffentlichkeit hatte, kamen dann Leute mit „Hier, ein Hustenzuckerl" oder Ansagen wie: „Rauchen hat seinen Preis" oder „Sie sind aber stark verkühlt".

Ich war dann immer so wütend und gleichzeitig traurig, aber ich hatte keine Lust und später auch keine Kraft mehr zum Diskutieren. Außerdem, was hätte ich sagen sollen? „Nein ich bin weder verkühlt und rauchen tue ich auch nicht. Ich habe Cystische Fibrose – was eigentlich noch viel schlimmer ist, das ist eine unheilbare Stoffwechselerkrankung, aber zum Glück stehe ich schon auf der Transplantationsliste und hoffe, jeden Tag ein passendes Organ zu bekommen".

Natürlich kann man ohne Hund leben, aber es lohnt sich nicht (Heinz Rühmann)

Schon lange quälte ich meine Eltern, weil ich unbedingt einen Hund haben wollte, doch es ging nie. Doch jetzt bin ich ja in Pension, habe viel Zeit und eine eigene Wohnung mit Mario. Jetzt musste ich nur noch ihn davon überzeugen, was sich schwerer rausstellte als ich anfangs dachte.

Jedes Mal wenn ich mit dem Thema anfing, kam er mit logischen und vernünftigen Argumenten, die richtigerweise dagegen sprachen: die bevorstehende Transplantation, die Zeit und Reha danach, dass ich mich lange nicht selbst um den Hund werde kümmern können etc. Mir ging es echt oft auf die Nerven, dass er so vernünftig dachte, aber mit seinen Argumenten ja vollkommen Recht hatte. Aber mir ging es auch psychisch immer schlechter, ich war fast den ganzen Tag alleine zuhause, auch alle Freunde waren arbeiten oder auf der Uni.

Irgendwann hat er es auch eingesehen. Dann sagte er endlich „ja" und wir fingen an, uns einen Hund zu suchen. Allerdings hatten wir immer die Diskussion welchen Hund wir uns nehmen werden. Ich wollte immer einen kleinen und mein Freund einen großen. Also haben wir uns auf kniehoch geeinigt, aber was ist kniehoch wenn ich 157cm bin und Mario 186cm?

Nach langem Suchen fanden wir einen Wurf mit fünf Wochen alten Hundebabys. Als wir ein paar Tage später hinkamen, fiel uns beiden sofort ein kleines, braunes, wuscheliges Wollknäuel mit einem dunkelbraunen Fleck am Popo auf. Für uns beide war klar: Wir wollen SIE haben! NALA !!! Wir durften sie erst mit acht Wochen abholen, egal, dazwischen war ich eh schon wieder mal auf IV-Therapie, außerdem mussten wir ja noch shoppen und für Nala alles schön herrichten.

Beim ersten Einkauf waren wir etwa drei Stunden im Geschäft, weil ich alles so richtig mädchenhaft in rosa wollte. Aber mein Freund wollte alles neutral, da ja auch er mit ihr spazieren gehen musste und sich mit einer pinken Glitzerleine besetzt mit kleinen Straßsteinchen komisch vorgekommen wäre.

Der zwei-wöchige Spitalsaufenthalt verging relativ schnell, da ich immer wusste, wenn ich nachhause komme holen wir Nala ab. Dann war es endlich so weit, der große Tag war gekommen und der Wunsch von mir nach einem Hund hat sich endlich erfüllt!

Es war anfangs eine große Umstellung einen Welpen zuhause zu haben, den man noch sauber bekommen musste. Nicht nur einmal ging was daneben, vor allem in der Nacht. Ihr großes Geschäft erledigte sie anfangs immer auf dem Teppich, warum auch immer. Wahrscheinlich weil es genau dort am schwierigsten für uns war, es wegzuputzen. Aber nach etwa einem Monat bekamen wir auch das in den Griff. Für mich ist Nala eine gute Therapie gewesen, da ich mehr spazieren gehen musste und dadurch etwas fitter blieb. Sie hat auch viele Freunde gefunden, unter anderem Sam ein kleiner Husky-Bub, die zwei spielten bis spät in die Nacht. Leider musste Sam nach ein paar Monaten weggeben werden, der Besitzer von ihm ist mittlerweile mein bester Freund. Er hat sich auch oft um Nala gekümmert, wenn ich im Spital war oder wenn ich es einfach nicht mehr geschafft habe rauszugehen.

Auch psychisch tat sie mir gut, sonst war ich immer alleine und jetzt leistete sie mir Gesellschaft. Die ganze Familie hat sich an sie gewöhnt und lieb gewonnen. Es haben viele gesagt, dass ich das nicht schaffen würde, mich in meinem Gesundheitszustand um einen Hund zu kümmern, deshalb bin ich umso stolzer drauf, dass ich es gut meisterte.

Es kam selten vor, dass ich das nicht schaffte mit ihr runter zu gehen und wenn doch nicht, dann gingen meine Eltern oder Mario mit ihr. Erst die letzten vier Monate vor der Transplantation musste ich öfter andere darum bitten mit ihr zu gehen, weil ich da schon Sauerstoff hatte. Trotzdem probierte ich noch rauszugehen, weil ich einfach nicht akzeptieren wollte, dass ich es eigentlich nicht mehr schaffte.

Um sie abzurichten waren wir auch in der Welpenschule und wollten bald mit dem nächsten Kurs anfangen, allerdings wurde Nala Arthrose operiert und da mussten wir noch warten. Zum damaligen Zeitpunkt hatte Mario nicht nur eine kranke Freundin, sondern auch noch einen kranken Hund. Wir versuchten viel mit ihr zu machen, sie ist ein Retriever-Husky-Mischling und braucht viel Auslauf und geistige Beschäftigung. Vor der Transplantation war es für mich unvorstellbar mit ihr stundenlang spazieren zu gehen, in einem See zu schwimmen oder Wettrennen machen zu können. Umso mehr genieße ich das jetzt!

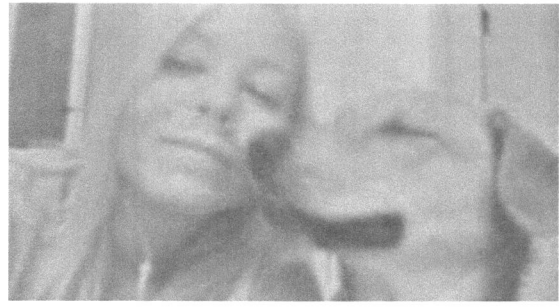

Großeltern sind die mit den silbernen Haaren und dem goldenen Herzen

Mein Opa hat oft die Augen vor meiner Krankheit verschlossen, hat es nie verstanden, warum ich nicht viel essen kann. Kein Mensch sonst ist mir damals damit so oft auf die Nerven gegangen, wie er. Und wenn ich mal gegessen habe, hat er sich so gefreut und es hundert Mal erwähnt, dass er mir wieder wortwörtlich den Appetit verdorben hat. Er selbst hat so liebend gern gegessen und konnte sich nicht vorstellen, dass es einfach nicht geht. Mein Opa hat es oft nicht verstanden, dass die Krankheit am Körper zehrt. Aber er wollte ja immer nur mein Bestes und heute verstehe ich das auch besser, als in meiner Kindheit.

Wenn er mich im Spital besuchte, was wirklich sehr oft war, hat er immer mein Essen gegessen, denn ich konnte es nicht mal sehen. Er meinte immer, das ist ja eh gut und er würde es nicht verstehen warum ich das ekelig finde. Wenn man aber immer wieder dieses Spitalsessen vor sich hat, kann man es irgendwann nicht mehr riechen. Damals war ich wirklich ein Bewegungsmuffel, aber hin und wieder hat er es sogar geschafft mich zum Spazieren gehen zu überreden. Auch wenn es nicht weit und lange war, aber zum Maroni-Verkäufer haben wir es immer noch geschafft.

Im Sommer waren wir viel bei Oma und Opa in Baden, dort hatten sie eine Sommerwohnung. Jeden Tag gingen wir ins Strandbad (bis heute noch mein Lieblingsbad), wir waren stundenlang mit meinem Opa schwimmen, tauchen (wer es länger schaffte die Luft anzuhalten, damals war es noch möglich), wir haben Tischtennis gespielt und Sandburgen gebaut.

Meine Großeltern liebten nichts mehr, als in der Früh lange zu schlafen und am Vormittag ausgiebig zu frühstücken. Wenn ich aber krank oder im Spital war, konnten wir meine Oma mitten in der Nacht anrufen und sie zögerte nicht auf der Stelle zu mir zu kommen. Für sie war es selbstverständlich, sie pflegte mich immer so gut und kochte mir die besten Suppen. Meine Oma hatte auch, was das Essen angeht, immer mehr Verständnis und sagte immer nur zu meinem Opa „Hansi lass sie bitte, sie kann nicht." und das stimmte auch.

Als er 77 Jahre alt war, fanden die Ärzte im Bauchraum einen Tumor, es wurde bei ihm Muskel- und Gewebekrebs diagnostiziert. Er wurde zweimal operiert, bestrahlt und bekam auch Chemotherapie. Lange Zeit war er im Spital – bekam das gleiche Essen wie ich vom Wilhelminenspital - ich glaube, damals hat er mich zum ersten Mal so richtig verstanden, dass man einfach nicht essen kann, wenn es einem nicht gut geht und man schwach ist.

An einem Herbsttag am Abend, das war der Tag vor seiner Operation, lief er - etwas verwirrt von den Medikamenten - plötzlich im Bademantel vom Spital weg, um irgendwelche Sachen auf der Bank zu erledigen. Wir sind ihn natürlich suchen gefahren und haben ihn mitten auf der Straße völlig verändert und aggressiv gefunden.

Niemanden, weder meine Oma, noch meine Mama und auch keine Ärzte, hat er an sich heran gelassen – nur mich. Ich denke, da hat uns die Krankheit irgendwie verbunden und er hat mir vertraut.

Als ich mal wieder stationär war und er auch im Krankenhaus lag, wollte er es sich nicht nehmen lassen mich zu besuchen. Er hatte seine ganze Kraft zusammen genommen und meine Eltern führten ihn mit seinem Auto zu mir. Lange konnte er nicht bleiben, weil es ihm schon sehr schlecht ging.

Beim Runtergehen zum Auto hat er sich allerdings eine legendäre Story geleistet: Er ging auf die Fahrerseite des Autos und wollte nur einmal hinter dem Lenkrad sitzen, weil zum Fahren war er zu schwach. Als er jedoch drinnen saß, startete er blitzschnell das Auto und wollte die Türe zu machen. Meine Mama hing quietschend halb im Auto, halb an der Autotür. Der Retourgang war schon drinnen und er fuhr langsam zurück, hinten lief aber gerade mein Papa vorbei, um zu helfen. Mama erzählte mir danach, dass er erst stoppte, als er offensichtlich die Angst meiner Mama erkannte.

Das Team im Krankenhaus hat immer wieder gesagt, dass er viel über mich erzählte und Angst hatte uns alleine zu lassen. Ich ging immer wieder zu ihm rein, natürlich mit Mundschutz

Er hat oft zu meiner Mama gesagt, dass er sich jetzt erst vorstellen kann, was krank sein wirklich heißt. Er war auch immer sehr vernünftig, sagte selbst immer, dass er bis zu seinem 77. Lebensjahr gesund war und froh sein kann, so ein schönes und erfülltes Leben gehabt zu haben. Auch wenn es komisch klingt, bin ich mir sicher, dass der Krebs und die CF uns irgendwie noch ein Stück näher gebracht haben.

Mein Opa ist drei4 Wochen nach seinem 81. Geburtstag ruhig eingeschlafen.

Du hast zu mir gehört

Du hast zu mir gehört, seit ich am 12. Oktober 1991 das Licht der Welt erblickte. Jetzt ist es aber an der Zeit langsam Abschied zu nehmen, denn der Zeitpunkt eines neuen Lebens kommt immer näher.

Zusammen haben wir tolle aber auch nicht so tolle Zeiten erlebt. Über 22 Jahre bist du mir zur Seite gestanden. Oft habe ich mich gefragt „Wie lange hältst du das noch aus?", wenn die Lungenfunktion von Kontrolle zu Kontrolle schlechter wurde.

Weißt du noch? Früher sind wir gemeinsam am Strand herum gelaufen. Heute bin ich froh, wenn wir den Weg aus dem Bett zur Dusche schaffen. Es ist an der Zeit auch dir danke zu sagen. Danke, dass du trotz des vielen Schleims so lange ausgehalten hast. Auch wenn wir bis an die Grenzen gegangen sind, hast du nicht aufgehört zu atmen und hast mit mir weiter gekämpft. Du hast nie aufgegeben.

Trotzdem ist es an der Zeit sich zu verabschieden. Du kommst in den Lungenhimmel, wo du dich endlich ausruhen kannst, denn du hast immer sehr hart arbeiten müssen. Schau von dort auf mich herab und pass auf mich auf.

Mir wird eine neue Chance mit einer neuen Lunge gegeben, denn ich möchte noch ein bisschen hier bleiben. Ich liebe das Leben und bin noch zu jung, um für immer zu gehen.

Zusammen waren wir ein starkes Team, richtige Kämpfer und haben nie aufgegeben. Doch jetzt ist der Zeitpunkt da, wo du nicht mehr kannst und dich von Tag zu Tag mehr plagst. Dank der vielen Quälereien, habe ich mein Leben aber zu schätzen und zu lieben gelernt und weiß, dass leben nicht selbstverständlich ist.

Ich hoffe bald eine neue gesunde Lunge zu bekommen, damit auch du zur Ruhe kommen kannst. Ich weiß auch nicht, wie lange wir zwei das gemeinsam noch schaffen würden. Du hast immer tolle Arbeit geleistet, so lasse ich dich gehen. Ewig werde ich dir dankbar sein.

Zum Glück ist die Medizin heute schon so ausgereift, dass es diese Möglichkeit überhaupt gibt. Gespannt auf ein neues Leben, nehme ich die neue Lunge an.

Ich bete zu Gott, dass diese Lunge auch von meinem Körper angenommen wird und ich endlich wieder durchatmen kann.

Bodypainting

Ich fand Bodypainting immer schon sehr schön und hatte früher schon oft den Gedanken, mir selbst mal ein Motiv malen zu lassen. Besonders schöne Motive sah man jährlich im Sommer am Bodypainting Festival in Kärnten, wo ich unbedingt mal dabei sein möchte.

Ich hätte mich auch schon gerne mal als Model beworben, aber irgendwie hatte ich dann doch Scheu davor, außerdem hörte ich von anderen, dass man stundenlang beim Bemalen stehen muss; und dann noch viele Stunden meist in der prallen Sonne, um angeschaut zu werden. Privat war mir das auch zu teuer, denn das professionelle Bemalen kostet schon etwa 300 bis 350 €.

Da aber eine langjährige Freundin meiner Mama sehr gut malen kann, habe ich sie spontan gefragt, ob sie mir eine Lunge aufmalen würde? Eines Nachmittags war es dann so weit: unsere Wohnung wurde zum Atelier umgewandelt und es war sehr lustig: zuerst haben wir Brötchen gegessen und dazu Sekt getrunken.

Sie brachte all ihre Utensilien mit, daheim hatte sie schon diverse Farbmischungen ausprobiert und begann vorerst mal, nur den äußeren Rand auf meinem Oberkörper vorzuzeichnen.

Erst dann malte sie mit einer dunkelrosa-lila Farbe aus und fügte am Schluss mit einem dünnen Pinsel mit weißer Farbe die Luftröhre und die Bronchien hinzu.

Irgendwie konnte ich mich so auch auf eine Art und Weise von meiner eigenen Lunge verabschieden.

Das Malen dauerte ziemlich lange, aber während dessen hatten wir auch sehr viel Spaß. Nach etwa zwei Stunden waren wir dann fertig und es begann ein mehrstündiges Fotoshooting, bei dem wir weit mehr als 100 Fotos machten. Hier das Ergebnis...

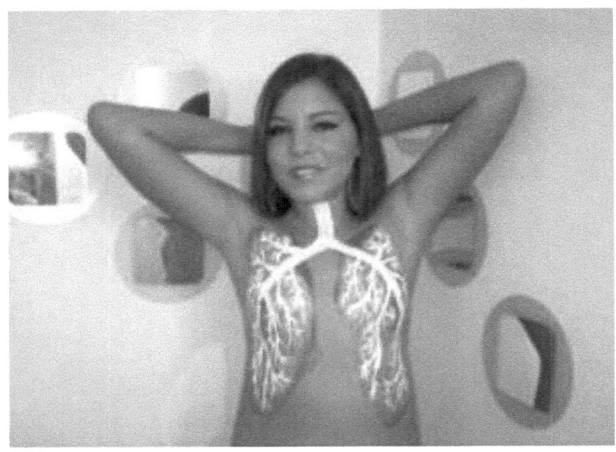

Nach 587 Tagen

Es war etwa 9:30 Uhr, als ich am **3. Dezember 2013** durch das Läuten meines Handys geweckt wurde, als Pensionistin kann man ja bekanntlich lange schlafen, vor allem wenn es einem nicht gut geht, da hat man ja eh nichts vor. Aber was ist das für eine Nummer am Display? Irgendeine Handynummer die ich nicht kannte, kurz habe ich mir überlegt ob ich überhaupt abheben soll oder nicht, so wichtig kann es ja nicht sein, dachte ich mir. Außerdem wollte ich weiter schlafen. Im letzten Moment ging ich noch ran und da sagte schon eine Stimme „Thoraxchirurgie AKH Wien, spreche ich mit Mara?" Ich brauchte kurz erstmal um wach zu werden und um zu realisieren was gerade passiert. Mit verschlafener Stimme brachte ich nur ein leises „Ja" heraus.

Oh Mann, ist jetzt wirklich der Tag auf den ich so lange gewartet habe gekommen? Wie oft habe ich mir vorgestellt, wie es sein wird, wenn sie anrufen? Nachdem die Ärztin (deren Namen ich mir in der Aufregung nicht gemerkt habe) abcheckte, wie es mir geht und ob ich in der letzten Woche Fieber hatte, sagte sie: „Frau Grubisic, wir haben möglicherweise ein Spenderorgan für Sie!" Ich konnte das alles nicht fassen, noch dazu war ich allein zuhause. Sie versuchte mich übers Telefon zu beruhigen. Das Gespräch war beendet, ich saß allein in meinem Bett und weinte drauf los. Sooft habe ich mir den Moment vorgestellt, aber nie so, dass ich allein wäre.

Kurz darauf läutete wieder mein Handy, wieder das AKH. Mir wurde gesagt, dass die Rettung in etwa 20 Minuten da sein wird. Als ich dann alle Infos hatte, wo genau ich hinkommen werde, rief ich meine Eltern an. Meinen Papa zu erreichen ist meistens schwer, trotzdem probierte ich ihn zuerst zu erreichen. Natürlich kam ich wieder mal in die Sprachbox!

Das führte zum nächsten Heulanfall, ich hatte Angst, ihn gar nicht rechtzeitig erreichen zu können, da wusste ich ja noch nicht wie viel Zeit mir noch bliebe. Dazwischen rief ich meine Mama und Mario an. Ich konnte nicht wirklich reden und schrie nur ins Telefon, dass eine Lunge da sei und sie sich auf den Weg ins AKH, grünes Bettenhaus 20C machen sollen.

Mario raste mit wahrscheinlich 100km/h am Gürtel! So endlich erreichte ich Papa, der am Flughafen im dritten Keller war, der konnte es gar nicht glauben und setzte sich sofort in die S-Bahn und kam auch. Mama bekam im Büro einen Schrei-, beziehungsweise Heulanfall, ihre Kollegen nahmen ihr den Autoschlüssel weg und riefen ihr ein Taxi.

Jetzt musste ich mich nur schnell anziehen, meine Tasche schnappen, denn die war schon lange gepackt, und einen Hundesitter organisieren. Und da läutete schon die Rettung. Alles ging ganz schnell, schnell von Nala verabschieden und dann war ich auch schon im Rettungsauto. Mit Blaulicht und Sirene waren wir nach sieben Minuten da. Schon in der Rettung verständigte ich noch unzählige Leute, von denen ich mir wünschte, dass sie zu mir kommen.

Ich wurde auf einem Bett auf die Station geführt, in ein kleines Zimmer, ohne Fenster, in dem alle warten müssen, egal wie lange. Das Personal wunderte sich ständig mehr, denn es kamen laufend noch ca. 20 Leute zu mir - alle im kleinen Kammerl. An der Tür klebte ein Froschaufkleber – also das Froschzimmer.

Dann kam gleich ein netter Arzt zur Blutabnahme, sonst war eigentlich alles schon im Vorhinein erledigt. Nachdem er sich meine Arme angeschaut hatte und er etwa 20 Röhrchen abnehmen sollte, entschieden wir uns beide das Blut lieber aus dem Port-a-Cath zu nehmen.

Wir hatten zwar genügend Zeit bis zur OP, aber diese wollten wir auch nicht nur mit der Blutabnahme vergeuden. Dann konnte das Warten losgehen. Es trudelten immer mehr Leute ein, die mit mir die Wartezeit so gut wie möglich verbringen wollten. Es war ein ständiges Kommen und Gehen, allein war ich also nie. So viel Platz war in dem Zimmer gar nicht, viele saßen auch am Boden – nur ich nicht, ich hatte zum Glück mein Bett.

Irgendwann erfuhren wir, dass ein Team unterwegs sei, um die Lunge zu holen. Die musste ganz genau untersucht werden, ob sie in Ordnung sei und auch von der Größe her passte.

Nach vielen Stunden erfuhren wir, dass die Lunge leider nicht gut war. Aber in der Zwischenzeit war eine zweite Lunge zur Verfügung, die eventuell passen könnte, das war für mich irgendwie unvorstellbar, erst warte ich ewig auf eine Lunge und dann sind in einer Nacht möglicherweise zwei passende da.

Also begann das Warten wieder von vorne. Ein Team holte die zweite Lunge, auch diese kam für ein paar Stunden in die Ex-Vivo. In der Ex-Vivo werden Lungen ein letztes Mal getestet und geschaut, ob sie für eine Transplantation verwendet werden können. Somit können letzte Schäden ausgeschlossen werden. Ich hatte eigentlich nie Angst vor der Operation, ich wusste, ich bin in einem halbwegs guten Allgemeinzustand, allzu dünn bin ich auch noch nicht und das Chirurgen-Team im AKH zählt zu den besten weltweit.

Viel mehr Bedenken hatte ich vor dem „danach". Wird mein Körper die Lunge annehmen? Man muss mit einer neuen Lunge sehr diszipliniert und vorsichtig sein; sehr viele, aber vor allem regelmäßig die Medikamente einnehmen. Im ersten Jahr danach sehr aufpassen wegen einer Ansteckung, da das Immunsystem medikamentös herunter gesetzt wird, da die Gefahr einer Abstoßung gegeben ist.

Das Schlimmste für mich war, dass ich schon so lange nüchtern sein musste, sonst hatte ich Spaß mit allen, die bei mir waren.

Meine Eltern und Freunde wechselten sich ab und probierten sich gegenseitig wachzuhalten. Das Warten ging ja fast die ganze Nacht durch und alle gingen hin und wieder durchs AKH spazieren oder versuchten dank dem Kaffee nicht einzuschlafen. Ich denke, dass nach dieser Nacht die Kaffeeautomaten leer waren.

Ich kann mich noch erinnern, um etwa 0.30 Uhr in der Früh bin ich dann eingeschlafen und wurde durch ein Türöffnen aufgeweckt. Erst dachte ich, ich sehe nicht richtig oder träume. Es war meine Cousine, die sich um diese Zeit auf den Weg zu mir gemacht hat, weil sie weder schlafen noch lernen konnte, sondern mich noch unbedingt sehen wollte. Also war ich wieder wach und wir haben zu viert, also meine Cousine, meine Tante, Mama und ich eine kurze Privatparty im Zimmer gemacht. Wir haben nur mehr gelacht - heute weiß keiner mehr warum, haben blöde Fotos gemacht, die ich mir aber heute liebend gerne anschaue.

Nach 17 Stunden, um etwa 3.30 Uhr, kam dann der diensthabende Chirurg und sagte uns kurz und bündig mit einem nein-nickenden Kopf, dass auch diese Lunge nicht in Ordnung sei.

Für alle, die um diese Uhrzeit noch bei mir waren, war das ein totaler Schock, aber für mich war das so gut wie kein Problem. Ich habe es irgendwie schon gespürt und war froh, dass das lange Warten jetzt mal ein Ende hatte.

Beim Verabschieden von den Nachtpflegern sagte ich nur „Tschüss, bis bald!" weil ich ja wusste, es kann nicht mehr lange dauern bis zum nächsten Anruf.

Raus aus dem Bett, ich zog mich wieder an und sagte „So jetzt fahren wir zum McDonalds, ich habe echt Hunger!" Wir fuhren mit dem Taxi zum McDrive und ich nahm mit, worauf ich gerade Lust hatte und verschlang alles um vier Uhr in der Früh.

Leider hat Mario diese Situation nicht verkraftet. Er nahm sich ein Taxi und war verschwunden. Er brauchte sicher jetzt Ruhe und Abstand, kam aber nach ca. zwei Stunden wieder zurück.

Mein Papa hat sich dann noch kurz hingelegt und fuhr dann arbeiten. Im Nachhinein erfuhr ich von ihm, dass er mir damit beweisen wollte, dass auch er stark sein kann - so wie ich.

Die ganze Prozedur war sicher eine gute Generalprobe, denn für den wirklichen Auftritt hätte man nicht besser üben können.

Wenn der Himmel einen Menschen liebt, lässt er ihm einen Freund begegnen

Meine Freunde, Familie und Verwandte sind etwas ganz Besonderes, deshalb gehört ihnen ein ganzes Kapitel gewidmet.

Ohne sie hätte ich diesen langen Weg nicht geschafft und wahrscheinlich auch nicht schaffen wollen, denn ich habe mich auf ein neues Leben mit ihnen gefreut. Es sind die kleinen Dinge, die all diese Leute zu etwas ganz Besonderem machen. Wir hatten – nach dem Fehlalarm - so unzählig viele Nachrichten und Anrufe am Handy, denn alle wollten wissen, wie es mir geht. Jeder hat sich gewundert, wie leicht und schnell ich diesen Fehlalarm und die Wartezeit weggesteckt hatte – ja eigentlich sogar ich selbst.

Aber ich hatte ja 587 Tage Zeit, mich intensiv mit allen Situationen, Möglichkeiten und Fragen auseinander zu setzen, das hatte ich den anderen voraus. Daher wahrscheinlich meine überraschend positive Reaktion. Aber die anderen, die alle so enttäuscht waren, taten mir sehr leid, denn damit hatten sie nach den 17 Stunden des Wartens nicht gerechnet. Anscheinend war ich aber auch noch nicht ganz bereit dazu, denn ich hatte die Adventzeit ja schon vorgeplant, ich musste noch viel machen und wollte meine ganze Familie noch mit selbstgebackenen Weihnachtskeksen versorgen.

Meine Freunde fragten mich damals nicht mehr wie es mir ging, denn sie wussten es ja sowieso. Wenn man seit 17 Monaten auf eine Spenderlunge wartet und es einem von Tag zu Tag schlechter geht, hat man irgendwann mal weder Lust noch

Kraft zu antworten. Ich denke, ich habe in dieser Zeit heraus gefunden, wer meine wirklichen und wahren Freunde sind und einige aussortiert, was zum Glück aber nicht viele waren.

Aber solche, die sich nur meldeten, wenn sie fortgehen wollten, gehören auch jetzt nicht mehr zu meinem Freundeskreis. Für diese war ich nur so lange interessant, als ich noch mithalten konnte.

Viel wichtiger sind da Menschen, wie eine Freundin aus Graz, die mich ein paar Tage nach meinem Fehlalarm anrief und meinte, sie sei grad in Wien und mir einen Glücksbringer vorbei brachte - für den nächsten Anruf, welcher ja dann auch passte.

Total überrascht, aber auch noch sehr benebelt, war ich, als meine langjährige Freundin mich auf der Intensivstation besuchte, um mir ein Geschenk zu bringen. Sie hatte mir ja zuvor schon ein wunderschönes Fotoalbum gemacht. Also: ich bekam das zwar nicht so ganz mit, aber sie hatte sich doch tatsächlich auf das linke Schulterblatt das Datum meiner Transplantation tätowieren lassen - **17.12.2013**. Ich sagte ganz benebelt zu meiner Mama "Schau die ist ja depat!" nachdem ich das Tattoo sah und machte mit der Hand die typische Handbewegung auf die Stirn. Ich hoffe, dass ich sie damals nicht gekränkt habe, obwohl man mich in diesem Zustand nicht wirklich ernst nehmen konnte.

Ein paar Tage später kam dann aber von ihr die Retourkutsche: sie filmte mich bei meinem ersten Essensversuch, ein Joghurt mit dem Suppenlöffel essen, schaute dementsprechend lustig aus, wie man sich wahrscheinlich vorstellen kann.

Sie ist ein ganz besonderer Mensch für mich, nicht nur sie, sondern ihre ganze Familie. Unsere Mütter sind schon seit der Jugend befreundet und auch wir bzw. ihre Schwester kennen uns schon seit der Geburt. Nichts hat unsere Freundschaft bis jetzt zerstören können, auch wenn wir beide schreckliche „Sturschädln" sind. Aber vielleicht macht es genau das aus, was uns zusammen hält, außerdem sind wir beide im Sternzeichen Waage. Wenn unsere Familien zusammen kommen, ist es eigentlich immer lustig, denn auch unsere Papas sind richtige Spaßvögel und lieben sich. Auch Weihnachten haben wir schon zusammen gefeiert und werden es auch nächstes Jahr zusammen verbringen. Eigentlich sind wir schon viel mehr eine Familie, als „nur" Freunde.

Zur 6-Monats- Kontrolle begleitete mich auch eine sehr gute Freundin, deren kleine Tochter auch CF hat. Sie nahm sich von der Arbeit frei, checkte einen Babysitter für ihre Prinzessin und kam mit. Wir hatten, trotz geplanter Bronchoskopie, viel Spaß. Sie blieb bei mir, bis ich aus der Narkose aufwachte und dann gingen wir Running Sushi essen bis uns schlecht war und beide fast platzten. Aber „All-you-can-eat" muss man schon nutzen!

Meine zwei langjährigen Kindergartenfreundinnen waren immer für mich da, obwohl eine schon vor vielen Jahren nach Eisenstadt gezogen ist. Trotzdem sind wir immer noch in ständigem Kontakt. Sie war die ganzen Monate in den Startlöchern und traute sich nicht mal auf Urlaub fahren, beim Anruf hat's gepasst und sie war da, so wie immer. Die andere wartete mit meiner Familie nicht nur davor, sondern auch die ganzen neun Stunden während der Transplantation.

Eine weitere Freundin aus dem Burgenland wartete auch während des Fehlalarms, denn auch für sie war es verständlich nach einer Uni-Prüfung zu kommen. Bei ihr würde der typische Satz: „Freunde sind wie Sterne. Du kannst sie nicht immer sehen, aber sie sind immer da." passen.

Es war für alle auch in der ganzen Wartezeit selbstverständlich mich abzuholen, wenn wir uns trafen, denn sie wussten, dass ich es alleine nicht mehr schaffen würde. Allerdings kamen sie mich meistens zuhause besuchen und wir machten uns da unseren Spaß.

Keinen Einzigen von ihnen möchte ich missen, denn ich freue mich auf eine gemeinsame Zukunft, in der wir alles machen können, worauf wir Lust haben.

Heute ist der erste Tag vom Rest des Lebens

Es war der **16. Dezember 2013,** ich war am Nachmittag am Christkindlmarkt mit Freunden und meinem Freund namens Sauerstoff, ohne dem ich mittlerweile die Wohnung nicht mehr verlassen konnte, aber auch mein richtiger Freund Mario war dabei! Wir schlenderten im Schneckentempo am Rathausplatz umher. Ich liebte das Essen am Christkindlmarkt und trank dazu einen Kinderpunsch. Beim Verabschieden meiner Freundin sagte ich „Bis bald!", denn ich wusste, dass sie zur nächsten AKH-Party wieder kommt und es nicht mehr allzu lange dauern konnte.

Am Abend waren Mama und ich bei der Weihnachtsfeier des Büros eingeladen, also legte ich mich dazwischen noch etwas nieder. Beim Essen dann fragte ich leicht ironisch Mama, ob sie ihrer Chefin schon gesagt hat, dass sie am nächsten Tag nicht kommen wird. Den ganzen Tag schon hatte ich so ein komisches Gefühl, dass heute noch irgendwas passieren würde – und die Geschenke und Weihnachtskekse hatte ich ja auch schon fertig.

Ich habe an diesem Abend noch viele Cevapcici gegessen, wir waren in einem kroatischen Restaurant und ich liebe das kroatische Essen. Ziemlich bald nach dem Essen fuhren wir nach Hause. Beim Verabschieden haben mich alle umarmt und mir alles Gute gewünscht. Dass kurz danach der Anruf kommen würde, haben wir zu diesem Zeitpunkt alle nicht ahnen können..

Zuhause angekommen machte ich mich fürs Bett fertig, Mario ging noch mit Nala kurz runter und dann legten wir uns alle schlafen.

Plötzlich hörte ich Mama telefonieren, kurz darauf lief sie in mein Zimmer, ich hörte was von „Lunge" und „Ja, ihr geht's gut"

Ich bekam zwar nur Wortfetzen mit, aber schnell merkte ich, es waren keine Spinnereien von mir. Es war die Ärztin vom letzten Mal am Apparat und ich fing an am ganzen Körper zu zittern. Nachdem sie aufgelegt hatte versuchten mich alle zu beruhigen, und meine Mama erklärte mir, wie es jetzt weiter geht und, dass wir Ruhe bewahren sollen. Haha, witzig! Die Rettung kommt erst um 0.30 Uhr, was sollten wir jetzt so lang machen? Es war gerade erst mal 22.30 Uhr.

Ich rannte wie ein aufgescheuchtes Hendl in der Wohnung hin und her, überlegte mir duschen zu gehen, habe es dann aber gelassen in der Angst, dass ich doch früher abgeholt werde und nasse Haare habe, ich schrieb meinen besten Freunden und schaute fern. Ich rief auch sofort die Freundin an, mit der ich am Christkindlmarkt war. Weder sie noch ich haben einige Stunden davor vermutet, dass wir uns so schnell wieder sehen würden. Sie versicherte mir, sofort wieder ins AKH zu kommen. Und so war es dann auch!

Doch die Zeit verging nicht, jede Minute kam mir ewig vor. Meinen Papa versuchte ich ganz vorsichtig aufzuwecken, weil er immer so schnell aus dem Bett springt. Aber es gelang mir auch dieses Mal nicht. Allerdings verstand ich es diesmal, dass er wie ein Zinnsoldat aufsprang und mit weit aufgerissenen Augen ins Vorzimmer lief, wenn die eigene Tochter eine neue Lunge bekommen soll.

Ich wusste nicht was ich jetzt noch zwei Stunden machen sollte, Die Stimme am Telefon meinte, ich sollte mich hinlegen und schlafen - ein kleiner Scherz, dachte ich. Ich zitterte überall, mir war eiskalt und zu gleich schwitzte ich, es war echt ein komisches und irres Gefühl.

Ich zog mich ein paar Mal um, weil ich nicht wusste, was am bequemsten ist, aber es musste natürlich auch farblich zusammen passen, auch fürs AKH.

Irgendwann war es dann endlich soweit und ich wurde abgeholt. Die zwei Sanitäter die mich von der Wohnung abholten, glaubten erst, dass meine Mama die Patientin sei, bis sie mich mit dem Sauerstoff sahen. Heute frage ich mich noch warum wir uns zu viert mit Rollsessel in unseren etwa 1m2 großen Aufzug quetschten. Ich glaube, dass die Sanitäter nicht zu Fuß gehen wollten.

An diesem Abend hatte ich sofort ein besseres Gefühl, dass die Lunge passen würde. Wir fuhren wieder mit Blaulicht und Sirene den Gürtel entlang – diesmal fuhr Mario mit und meine Eltern kamen mit unserem Auto nach. In fünf Minuten waren wir im AKH und wieder wurde ich ins bekannte „Froschzimmer" ohne Fenster gebracht.

Wieder wurde mit der Monsterblutabnahme begonnen. Diesmal von einem Arzt, der nicht allzu viel menschliches Gespür hatte. Er wollte mich nicht am Port-a-Cath anstechen, bis ich ihm dann verständlich erklärt habe, dass ICH es aber will!

Ich kann ziemlich bestimmend sein, wenn ich merke, da liegt kein sinnvoller Grund für etwas vor, denn unnötig „quälen" lasse ich mich nicht. Schade finde ich generell schon, dass z.B. dieser Arzt, der ja für Menschen da sein soll, so wenig Wärme und Verständnis für einen Patienten hat, der gerade auf ein neues Organ wartet, in einer Ausnahmesituation ist, und Angst hat vor dem was in den nächsten Stunden auf ihn zukommt.

Nachdem ich einen geschätzten Liter Blut weniger im Körper hatte, wurde mir extrem kalt und das Warten konnte wieder beginnen.

An diesem Tag war ich um einiges nervöser als beim letzten Mal. Irgendwie fühlte ich gar nichts mehr. Ich wusste, dass ich da jetzt durch muss und diesen Weg gehen werde. Denn es ist meine Chance auf ein neues Leben.

Es war etwa ein Uhr in der Früh, als meine Freundin vom Christkindlmarkt kam, also nicht direkt vom Punschstand, sie kam schon von daheim. Die Zeit verging gar nicht, wir versuchten uns irgendwie die Zeit so lustig wie möglich zu machen. Um ca. fünf Uhr musste Papa kurz in die Firma und genau in dieser Zeit bekamen wir die Info, dass die Lunge passt und dann ging plötzlich alles ganz schnell.

Ich hatte vielleicht maximal zehn Minuten Zeit mich schnell in das schicke OP-Hemd zu schmeißen, sogar am Klo schrieb ich noch einige SMS, um wirklich jede Sekunde zu nützen und mich von meinen Liebsten zu verabschieden und sie zu informieren. Am wichtigsten war es jedoch, meinen Papa und meinen Bruder anzurufen um ihnen Bescheid zu geben, dass es jetzt bald losgeht. Ich wusste, alle denken ganz fest an mich und sind bei mir wenn ich aufwache. Jetzt war es also soweit, jetzt war der Moment gekommen, auf den ich so viele Monate gewartet und für den ich meine ganze Kraft gesammelt habe.

Alle, die bei mir waren, durften bis zum OP-Trakt mitkommen. Ich kann mich an nicht mehr viel erinnern vor lauter Aufregung. Ich weiß nur noch, dass mir die Fahrt dorthin ewig vorkam. Vom grünen Bettenturm zum roten, durch lange Gänge, rauf und runter. So habe ich den Weg dorthin heute im Kopf.

Wir waren alle zusammengedrängt im Lift und haben dort noch Fotos gemacht. Wir hatten nur ganz wenig Zeit um uns zu verabschieden und dann wurde ich alleine in einen Warteraum gebracht. Das Warten ist mir ewig erschienen, vielleicht waren es aber auch nur fünf Minuten – ich habe keine Ahnung mehr.

Ich hatte immer nur die große Angst, dass sie mich vergessen. Es gingen ganze Zeit viele Ärzte, Schwestern und Pfleger vorbei, die gerade Dienstwechsel hatten, es war Punkt sechs Uhr. Sie waren alle sehr freundlich, aber trotzdem wollte ich einfach nur, dass es jetzt los geht und irgendwas passiert.

Ich fragte noch, was mit meinen Nuvaring (Verhütung) während der OP sei, ob der entnommen wird oder nicht. Ein Pfleger meinte, die Schwestern im OP nehmen den dann raus. Aber mir war so langweilig dort, so hab ich das selbst erledigt, außerdem hatte ich Angst, dass die vergessen und dann vielleicht irgendwas schief geht. Dann kam mich wer holen, schob mich mit dem Bett rein und da lag ich schon am OP-Tisch. Die Menschen dort waren sehr lieb zu mir und versuchten mit meine Angst zu nehmen. Als ich dort lag musste ich an alle denken, hoffte und betete zu Gott, dass ich alle wieder in fittem Zustand so bald wie möglich sehen werde.

Ich wusste ich bin in guten Händen, trotzdem war es eine Fahrt ins Ungewisse. Mein Leben, aber vor allem die letzten Monate, in denen es mir nicht gut ging, huschten wie ein Film an mir vorbei, ich war froh, dass das jetzt ein Ende hat und habe mir fest vorgenommen, mit der neuen Lunge zu kämpfen, um all die Dinge auf die ich Lust habe wieder machen zu können.

Zwei Schwestern waren für mich zuständig und setzten mir einen Venenzugang, bereiteten alles Nötige vor und ich drückte einer davon den selbstrausgenommenen Ring in die Hand. Mir war so kalt, dass ich auf eine Heizungsdecke bestand, ich habe sie zwar bekommen, aber viel von der erhofften Wärme bekam ich nicht mehr mit, denn nach einem lieben „Du wirst gut schlafen, träum schön, wenn du wach wirst ist alles besser", war ich auch schon im Land der Träume.

Im Nachhinein gesehen war die Wartezeit schon eine schlimme, aber auch aufregende Zeit. Während man da drinnen „steckt" merkt man es nicht so, denn man muss irgendwie funktionieren. Man wartet eigentlich die ganze Zeit auf etwas, was man ja doch nicht ganz so möchte. Denn man weiß , dass die Transplantation die einzige Möglichkeit ist, es gab keine Alternative mehr. Es war unmöglich das alles auszublenden, denn es nahm einfach viel Zeit, aber vor allem viel Kraft. Ich durchlebte nicht selten Gefühlsachterbahnen, wo ich nicht wusste ob ich mich freuen, weinen oder lachen sollte oder einfach nur unglaubliche Angst hatte.

Fang jetzt an zu leben und zähle jeden Tag als ein Leben für sich (Lucius Annaeus Seneca)

Drei Tage nach meiner Operation öffnete ich zum ersten Mal meine blauen Augen. Das Erste, woran ich mich erinnern kann, ist, dass ich mir alle Schläuche rausreißen wollte und den Tubus als so unangenehm und schrecklich empfand. Kurz danach schloss ich meine Augen wieder, ich war noch so müde und schlief sofort wieder ein. Das nächste Mal als ich aufwachte, ich weiß nicht wieviel später es war, war meine Mama da, die extreme Panik hatte, als ich an allen Schläuchen riss. Eine Schwester kam und nahm mir zumindest die Sauerstoffmaske runter, die ich ja gar nicht mehr wollte, denn ich verstand in dem Moment ihren Sinn nicht, immerhin habe ich eine neue Lunge bekommen!

Ich konnte nicht wirklich reden, hatte keine Stimme und musste mich total anstrengen, wenn ich etwas sagen wollte. Jeder der mich kennt kann sich vorstellen wie schwer mir das fällt, so gerne wie ich rede. Geduld hatte ich auch keine, wenn die Leute mich nicht verstanden und immer wieder nachfragten, was ich denn sagen möchte. Ich wollte dauernd so eine Kindertafel haben, wo ich raufschreiben kann was ich will, die habe ich aber nicht bekommen, wahrscheinlich weil mich keiner verstanden hat. Außerdem hätte es auch keiner lesen können, ich habe meiner Mama mal einen Zettel geschrieben, Wochen später zeigte sie ihn mir, es sind aber nur unleserliche Zacken, wie ein geschriebenes EKG.

Ich erfand auch Handzeichen um den anderen mitzuteilen was ich gerne haben möchte. Allerdings verstand die am Anfang keiner und ich wurde total ungeduldig.

Obwohl es mir so schwer fiel stupste ich meine Mama an, sie beugte sich zu mir runter und ich sagte ihr mit meiner schwachen und leisen Stimme voller Überzeugung, dass ich jetzt eine neue halbe Lunge transplantiert bekommen habe, weil die andere Hälfte nicht in Ordnung war, aber morgen kommt eine andere und dann bekomm ich den Rest operiert. Natürlich wusste sie, dass das nicht stimmt und sagte mir das auch des Öfteren und versuchte mich zu beruhigen. Aber durch mein Durchgangssyndrom konnte man mich nicht überzeugen, denn ich hielt an meiner Meinung stur fest.

Das Durchgangssyndrom kann durch große chirurgische Eingriffe ausgelöst werden, es sind psychische Störungen die aber nur wenige Tage anhalten. Irgendeinem Pfleger zeigte ich den Mittelfinger, weil er nicht erlaubt hat, dass ich die Stützstrümpfe ausziehen darf. Jeden Tag machte ich kleine Fortschritte, auch wenn es nur war, dass ich ein paar Minuten länger sitzen konnte. Allerdings war ich anfangs etwas enttäuscht, dass es mit der Luft noch nicht so klappte. Man träumt einfach davon, aufzuwachen und richtig durchatmen zu können. So ist es aber nicht, die Lunge muss sich erst entfalten und das kann länger dauern. Trotzdem war ich überglücklich, die Operation gut hinter mich gebracht zu haben.

Das erste Essen habe ich nicht behalten, weil mir immer sofort schlecht wurde, also musste ich noch Geduld haben und wurde weiterhin über die Vene ernährt. Nach ein paar Tagen versuchten wir es wieder und ich bekam ein Kirschenjoghurt! Ich habe dieses Joghurt so gut in Erinnerung, das beste, das ich je gegessen hatte. Alle sagten, ich soll langsam essen um es auch wirklich zu behalten, aber die Gier und mein Hunger waren so groß, dass ich es mir mit einem riesengroßen Suppenlöffel reinschaufelte. Also war auch die erste Mahlzeit mit neuer Lunge geschafft.

Die Kreon die ich zu jeder Mahlzeit nehmen musste, nahm ich auf der Intensivstation nur, wenn ich sie davor in Zucker gerollt habe. Außerdem war mein Mund so ausgetrocknet, ich habe mich ein paar Tage nur von Zitronenstäbchen ernährt. Zu diesem Zeitpunkt hatte ich gerade mal 40kg.

Eines Tages brachten mir zwei Freundinnen einen Kaffee mit Karamelgeschmack vom Coffeeshop, ich fragte sie komplett verwirrt, ob da Alkohol drinnen ist. Vor lauter Freude schüttelte ich den Becher so stark, dass ich ihn durch mein starkes Zittern im Bett ausschüttete. Jeder freute sich, wenn mir was schmeckte, also bekam ich ab diesem Zeitpunkt jeden Tag entweder einen Karamelkaffee oder einen Oreo-Shake.

Wenn ich den Klips vom Finger runter genommen habe, mit dem mein Puls gemessen wurde, läutete es draußen bei den Schwestern und sie kamen ins Zimmer. Ich machte das des Öfteren einfach so, wenn mir langweilig war. Wenn sie nicht gleich kamen, habe ich ziemlich lautstark mit voller Kraft an mein Bett geschlagen und mein Zimmernachbar hat dann für mich geläutet.

Ein netter junger Pfleger, den ich heute noch erkennen würde, kam auch in meinem „Traum" beim Durchgangssyndrom vor. Mit ihm und anderen Pflegern feierte ich eine Kung-Fu-Panda-Party am Dach des AKH's, ich allerdings nur im Spitalsbett mittendrin. Ich bildete mir auch ein, dass Nala bei mir im Bett war, bis ich drauf gekommen war, dass das der Schlauch vom Katheter war. Anfangs hatte ich auch ein ganz anderes Bild vom

Intensivzimmer, nämlich, dass das ein ganz großes Zimmer mit Stockbetten ist.

Ich lag in einem der oberen Betten und musste immer rauf und runter klettern. Die anderen Patienten hatten ihre Haustiere mit, ich verstand allerdings nicht, wieso ich meinen Hund nicht bei mir haben durfte.

Während meines Durchgangssyndroms, war ich auch der Meinung, dass mir die Ärzte im AKH über meine Narbe ein färbiges Tattoo machten. Ich kann mich noch erinnern, dass ich das aber in meinem benebelten Zustand gar nicht toll fand und schon plante es mir wieder entfernen zu lassen.

Etwa sechs Tage nach der Operation, sah ich zum ersten Mal meine Narbe. Meine Lieblingsschwester von der Intensivstation brachte m r einen Spiegel und ich begutachtete sie ganz genau. Zugegeben, ich war sehr erschrocken, es waren geschätzte 40 Klammern drinnen und das ganze orangene Desinfektionsmittel klebte noch von der Operation an mir. Natürlich sind andere Sachen wichtiger, eben, dass die Lunge funktioniert, aber als Frau möchte man ja doch auch wieder schöne Unterwäsche und Bikinis tragen.

24.Dezember, Heiliger Abend: In der Früh kam die Physiotherapeutin zu mir, mit der ich das erste Mal versuchte zu gehen. Ich hatte eh schon das beste Weihnachtsgeschenk – die Lunge – bekommen, aber zu gehen an Weihnachten war auch toll. Dann merkten alle, dass ich mit dem linken Fuß immer einknicke. Heute wissen wir, dass der Fuß bei der Operation offenbar nicht regelmäßig bewegt wurde oder aber auch danach auf der Intensivstation. Ein Nerv war lange Zeit beleidigt und ich ging, als hätte ich einen Spitzfuß. Ich bin noch immer dabei, den Fuß durch Therapien wieder ganz belasten zu können.

Zur Feier des Tages hat mir eine Schwester die Haare gewaschen, auch wenn es nur mit Trockenshampoo war, fühlte ich mich danach wieder etwas sauberer. Dann bekam ich noch ein frisches Nachthemd und schon war ich hübsch genug für das Christkind. Ich durfte schon im Sessel sitzen, weil ich das dauernde Liegen nicht mehr aushielt.

Ich bekam einen kleinen Fernseher, also schaute ich mir irgendwelche Serien, vor allem aber „Licht ins Dunkel", das erinnerte mich an Weihnachten zuhause und das Christbaum schmücken mit meiner Mama. Ich hatte sogar einen kleinen Plastikchristbaum von meiner Oma auf meinem Nachkästchen stehen.

Jetzt war ich bereit für meine Besuche, aber Mario und meine Freundinnen blieben nicht lange, weil mich die Besuche sehr müde machten, also legte ich mich schlafen bis meine Eltern, mein Bruder und meine Oma kamen.

Wir machten uns schon davor aus, dass jeder nur ein kleines Geschenk bekommt, um uns doch ein bisschen weihnachtlich zu fühlen. Deshalb auch die kleine Bescherung. Sie brachten mir auch Weihnachtskekse mit, die ich zum Glück schon essen konnte und die mir wahnsinnig gut geschmeckt haben, trotz des komischen Geschmacks, den ich seit der Operation im Mund hatte.

Am **25. Dezember** nachmittags - als Mario gerade bei mir war - kam der Chirurg in mein Zimmer, der mich operiert hatte. Er meinte, wenn es mir gut gehe, könne ich auf die Normalstation. Ich freute mich wahnsinnig darüber, denn das ist der nächste

Schritt ins normale Leben. So schnell es nur ging, wurde mein Zeug zusammen gepackt, hauptsächlich waren es Karten und Briefe von Freunden und Familie und meine heiligen Vanillekipferl.

Station 2cC: Ich kam in ein drei-Bett-Zimmer mit zwei alten Frauen, die in der Nacht fürchterlich schnarchten. Ich war ja eh noch nicht so wirklich fit und brauchte eigentlich meinen Schlaf. Außerdem war ich ja in all den vielen Jahren immer nur in Einzelzimmern untergebracht gewesen.

Nach ein paar Tagen kam ein Befund von der Bronchoskopie, ich hatte mir einen Spitalskeim eingefangen und musste abgeschirmt werden, somit hatte ich mein Einzelzimmer!

Vor meiner Zimmertür stand ein Wagen mit Mundschutz, Handschuhen, Hauben und Mäntel. Das alles musste jeder anziehen, der mich besuchen kam. Oft musste ich, wenn die Zimmertür aufging, zweimal hinschauen, um zu erkennen wer da jetzt gerade zu mir kam. Vor allem bei Überraschungsbesuchen hatte ich oft keinen Plan, und sagte erfreut „Hallo!", auch wenn ich nicht gleich die grüne Person erkannte. Das Durchgangssyndrom war es Gottseidank nicht, auch keine Außerirdischen.

Auch Silvester verbrachte ich mit meinen Eltern und Mario in diesem Zimmer, alle vier trugen wir immer noch dieses fesche Spitalsgewand. Wir hatten Kindersekt zum Anstoßen, aber einen tollen Ausblick über Wien aus dem 20. Stock. Als Zeitvertreib wollten wir fernsehen, also hingen wir zu viert an diesem quasi Hörgerät, oberhalb des Spitalsbettes und hörten „Mundl", ganz traditionell. Wir mussten ganz leise sein und durften auch nicht lachen, um wenigstens ein bisschen was zu verstehen (glücklicherweise hat jeder von uns die Silvesterserie von „Mundl" schon mehrmals gesehen).

Es wurde auch im AKH gefeiert. Tröstende Ärzte meinten, dass andere Leute für so einen Ausblick viel Geld zahlten. Mag schon sein, trotzdem möchte ich den nächsten Silvester anders verbringen.

Oft fuhren wir in die Halle runter zum Stiegen steigen. Das machte mir plötzlich so Spaß, weil es so einfach und unvergleichbar zu vorher war. Bis zu 180 Stiegen schaffte ich auf einmal und war wahnsinnig stolz auf mich, denn das war erst zwei Wochen nach der Operation.

Einmal fuhren meine Mama, Mario und ich zum SPAR, ich im Rollstuhl, weil ich es manchmal noch nicht schaffte zu gehen. Ich hatte so Hunger und so Lust auf eine Schinkensemmel und noch so viel mehr. Also gingen wir durch das Geschäft, ich war in einer praktischen Höhe, ich schnappte nach allem, worauf ich Lust hatte und stapelte alles auf meinem Schoß. Mama nahm mir dann alles ab, ging zur Kassa und Mario fuhr mit mir raus. Draußen bemerkte ich, dass die Semmel nicht bezahlt war.

So – endlich war es so weit, ich durfte nach Hause! Ich hatte aber auch ein bisschen Angst davor, ich war quasi auf mich alleine gestellt. Natürlich hatte ich die vollste Unterstützung von zu Hause, aber es war doch etwas anderes, als dauernd unter medizinischer Aufsicht zu sein.

Als ich dann zu Hause angekommen war, versuchte ich mal alle Medikamente einzuschachteln, ich war so verzweifelt, dass ich zu heulen begonnen habe. Es waren so viele und alle neu. Der ganze Esstisch war voller Tabletten, also begannen wir nach der Liste alle vorerst für eine Woche einzuschachteln.

Das dauerte damals etwa noch zwei Stunden, aber von Mal zu Mal ging es schneller. Es war auch wichtig, den Gesundheitszustand selber zu überprüfen. Dazu musste ich jeden Tag Fieber messen, ebenso den Blutdruck, den Puls und diese Werte wurden in ein Art Tagebuch eintragen. Mit dem Peak-Flow-Meter kann man messen, wie kräftig der Luftstrom aus den Lungen ist.

Rehaklinik Hochegg

Nach drei Wochen im AKH durfte ich wenigstens ein paar Tage nach Hause, bevor es auf Reha nach Hochegg ging. Ich war überglücklich, denn ich ging auch das erste Mal richtig duschen - nach drei Wochen. Weil im AKH war nur so eine Gemeinschaftsdusche und ich hatte keine Lust mir wieder irgendwelche Keime dort zu holen.

Eigentlich hatte ich gar keine Lust auf Reha zu fahren, ich wollte mein neues Leben genießen, auf das ich so lange gewartet habe. Aber es war einfach notwendig um richtig fit zu werden, also führte mich Mario hin. Ich wollte auch gar nicht hin, denn ich stellte es mir furchtbar langweilig vor, was sollte ich dort mit lauter alten Leuten machen?

Erst bezog ich mein Zimmer und war angenehm überrascht, weil das echt groß war und einen Balkon hatte es auch. Nach dem AKH war es Luxus pur, denn ich hatte auch ein eigenes Klo und Badezimmer, auch das Essen war ein Traum. Schnell wurde mit den Therapien begonnen, die von meiner dort behandelnden Ärztin eingeteilt wurden. Anfangs war ich in den schlechtesten Gruppen, aber ziemlich schnell steigerte ich mich und konnte in höhere wechseln, auch beim Rad fahren merkte ich Verbesserungen. Etwa fünf bis sechs Wochen nach der OP war es kein Problem mehr für mich wandern zu gehen – eigentlich unglaublich!

Ich fühlte mich dort auch sehr wohl und durch die medizinische Betreuung immer sicher. Denn ich wusste, wenn etwas ist drücke ich einfach auf den roten Knopf hinter meinem Bett und es kommt sofort jemand von der Bettenstation. Den musste ich nur einmal drücken, da war ich untertags im AKH zur Kontrolle, so wie jeden Mittwoch.

An diesem Tag hatte ich Bronchoskopie und habe dann am Abend Fieber bekommen und musste brechen, also verbrachte ich die nächste Nacht auf der Bettenstation.

Es waren mehr junge Leute dort als ich gedacht habe. Nach jedem Abendessen haben wir uns in der Halle noch auf einen Kaffee, Kakao oder Saft zusammengesetzt. Wir haben uns die neuesten G'schichteln vom Rehazentrum erzählt, haben beobachtet, wer mit wem ein Verhältnis hat, wer wem ein Briefchen ins Postkasterl schmeißt und unsere Pläne für den nächsten Tag studiert.

Am ersten Wochenende holten meine Eltern und eine Freundin mich ab und wir fuhren in einen nahegelegenen Gasthof. Als ich dort rein ging, sah ich etwa fünfzehn Freunde und Verwandte, die alle gekommen waren um mich zu überraschen. Ich habe mich so gefreut, dass alle den Weg auf sich genommen haben um mich zu sehen.

Fast jeden Tag hatte ich von meinen Liebsten zuhause entweder eine lustige Karte, Naschereien oder sonstige kleine Geschenke im Briefkasten, da habe ich wieder gemerkt, dass ich die vollste Unterstützung habe und alle hinter mir stehen.

An einem anderen Mittwoch im AKH zur Kontrolle, war ich eigentlich schon fertig und habe nur noch auf die anderen gewartet. Plötzlich wurde ich noch einmal rein gerufen, ich hatte totale Panik, dass irgendwas nicht in Ordnung sei. Dabei wollte mich nur mein Chirurg sehen, der mich operiert hat.

Als ich um die Ecke bog und er mich sah, strahlte er und sagte, er sei froh mich zu sehen, denn er kennt mich eigentlich nicht, sondern nur mein „Every breath counts" – Tattoo und ich soll gut auf die Lunge aufpassen! Das war so ein emotionaler Moment, bei dem mir gleich wieder die Tränen in die Augen schossen.

Auch auf Reha wollte ich unbedingt shoppen gehen, also nötigte ich Mario dazu, mit mir in die nächstgrößere Stadt zu fahren.

Geld habe ich mir ja in den letzten Monaten, in denen ich nichts mehr machen konnte, genug gespart. Dort gab es zwar nicht viele Geschäfte, was aber nicht heißt, dass ich nichts finde. Aber Mario stresste mich so, dass ich mir eine total schöne Weste statt in XS in XL gekauft habe.

In Hochegg bin ich immer mit Mundschutz herum gegangen, das ist besonders am Anfang sehr wichtig, um sich keine Keime einzufangen. Auch die Händedesinfektion ist sehr wichtig, wenn jemand den Verbrauch meiner Desinfektionsmittel beobachtet hätte, könnte er glauben, ich hätte diese getrunken.

Die Reha hat mir echt gut getan und ich bin schnell wieder auf die Beine gekommen. Mit einigen ganz lieben Menschen, die ich dort kennen gelernt habe, bin ich noch immer in Kontakt und wir treffen uns regelmäßig – wenn auch immer auf Distanz und sehr vorsichtig.

Nur auf dem Weg der Freundschaft kann man Menschen richtig erkennen

(geschrieben von meiner Mama)

Dieses Kapitel schreibe ich ausschließlich für unsere Freunde und die Familie:

Das was mir an schönen Dingen in Sachen Freundschaft in dieser langen Zeit des Wartens begegnet ist, ist für mich kaum in Worte zu fassen, aber ich möchte es in vollster Dankbarkeit, so gut wie möglich versuchen, ohne Namen zu nennen, denn jeder Einzelne wird sich widererkennen:

Es waren die Menschen für uns da, die wir seit Jahrzehnten kennen und für die auch ich – so hoffe ich – immer da war. Diese Freundschaften sind die „ohne Worte-Freundschaften". Man kennt sich so gut und so lange und spürt regelrecht, wann es passt zu reden, sich anzubieten, zu telefonieren oder den Anderen in Ruhe zu lassen. Aber sie sind immer da, auch wenn sie nicht da sind.

Am „Die Lunge ist da-Tag" waren ALLE da und sind auch nicht mehr weg gegangen. Auf vorsichtige Fragen, wie: „Willst nicht heimfahren?" kam quasi die Antwort: „Bist deppat'"?

Es gab aber in dieser Zeit auch so viele unzählige Menschen, die immer wieder nachfragten, auch wenn man sich nicht so oft sah, aber ich spürte, die denken an uns. Es gab auch die, die plötzlich vermummt (d.h. mit grünem Kittel, Mundschutz, Latexhandschuhen und hübscher OP-Haube) vor uns standen und sagten: „Wir haben's nimma ausgehalten daheim", echt süß, nur wussten wir anfangs nicht wer die drei grünen Gestalten waren.

Mara wurde mit Geschenken nur so überhäuft, eine ganze Galerie zierte die Spitalswand: Karten, Briefe, Porzellanengel, Fotos, Schmuck, ganze Alben und die Krönung war ein Tattoo mit dem Datum der Transplantation.

Ich bekam hunderte SMS, Unterstützung meiner Namensvetterin aus der Steiermark, die extra nach Wien kam und viel, viel Verständnis und Hilfe von meinen BürokollegInnen.

Die Familie, die meinerseits leider nur mehr aus Mama, Tante und Onkel besteht, haben wir anfangs sehr schonend auf dem Laufenden gehalten, bald jedoch konnten auch sie Mara besuchen und sehen, dass es langsam bergauf geht. Sie sind sehr diskret und vorsichtig mit uns umgegangen und haben uns dankenswerterweise wahrlich wie „rohe Eier" behandelt, weil wir oft nicht einfach waren.

Ein kleiner Teil der kroatischen Familie war sofort da, sowie Mara's Firmpatin, ihre langjährigsten Freundinnen, ob aus dem Burgenland oder aus Wien (dazwischen kurz mal Babysitter checken), Mario's Familie. ALLE haben wir lange genug auf diesen Tag gewartet und ALLE haben mit uns gewartet!

Und dann gab es noch ein paar wenige Menschen, die sich schon viel früher von uns „als Freunde verabschiedet" haben, auch an die sei gedacht, weil ich heute weiß, dass ich diese von Anfang richtig eingeschätzt habe und daher nicht enttäuscht bin.

Was Mara's tolle Freunde bewiesen haben, wird sie sicher in einem eigenen Kapital erzählen. Ich aber war überwältigt, wie schnell plötzlich alle da waren. Das Zimmer war voll mit rund 20 lieben Menschen, die bei Mara sein wollten.

Die darauffolgenden 17 Stunden haben wir mit Warten, auf die Uhr schauen, nachfragen und bangen verbracht.

Heute noch bewundere ich die Gelassenheit und Fröhlichkeit von Mara, sie hatte das was sie immer wollte, die Chance auf eine neue Lunge und die Party davor.

Mario und auch die anderen haben ihr das Warten erleichtert, nicht nur an diesem Tag. Für die Geduld und seine Liebe, die Mario in der ganzen Zeit bewiesen hat, hat er nicht nur meine Zuneigung sondern auch meinen Respekt – für immer!

Wenn Du heute aufgibst, wirst Du nie wissen, ob Du es morgen geschafft hättest

Ich war überglücklich endlich zuhause zu sein, Mario hat sich Urlaub genommen um bei mir sein zu können. Wir haben es uns gemütlich gemacht, haben Sachen unternommen, alles mit Mundschutz, weil ich es jetzt einfach konnte. Doch anscheinend habe ich die Verkühlung von Hochegg, die ich mir am Schluss noch geholt habe, nicht ganz auskuriert. Denn vier Tage später wachte ich auf und konnte nicht mal mehr zum Klo gehen ohne, dass ich nicht außer Atem war. Da hab ich erst mal Panik bekommen, was ist denn jetzt schon wieder los? Es hat mich so an früher erinnert, ich hatte einfach nur Angst. Ich habe mich schon so in mein neues Leben verliebt und es war schrecklich das alte wieder zu spüren. Ich habe dann sofort im Spital angerufen und sie meinten ich sollte irgendein Medikament nehmen, denn am nächsten Tag hatte ich sowieso Kontrolle.

Also fuhr ich am Tag drauf mit Mario in die Ambulanz, eine Bronchoskopie war sowieso geplant. Doch zuvor wurde ein Röntgen gemacht, in dem man schon sah, dass ich Flüssigkeit in der Lunge hatte. Zunächst wurde ich dann punktiert, ich hatte so schreckliche Angst davor, aber ich habe es kaum gespürt und dann schlief ich auch schon ein und wachte nach der Bronchoskopie auf. Da kam dann auch die für mich schrecklichste Nachricht, die man mir momentan überbringen konnte, „Frau Grubisic, wir müssen Sie aufnehmen für ein paar Tage um Ihnen Antibiotika über die Vene verabreichen zu können!" Ich konnte mir grad echt nichts Schlimmeres vorstellen, aber dann dachte ich mir „Das schaffst du auch noch!"

Also checkte ich wieder Mal ein, lag auf irgendeiner internen Station mit zwei alten Frauen. Ich war ja der Annahme, ich kann hier bald wieder raus, es müsste nur die Flüssigkeit in der Lunge behandelt werden – dachte ich jedenfalls noch. Das Personal war ziemlich nett dort, aber so nett konnte niemand sein, dass ich mich wohl fühlen hätte können. Ich habe so lang auf den Moment gewartet, wo ich endlich von der Reha nach Hause komme und mein neues Leben beginnt, und dann kommt wieder irgendein Scheiß dazwischen und ich bin hier gefangen.

Bei diesem Aufenthalt habe ich so oft meinen Port-a-Cath vermisst, der mir drei Tage nach der Transplantation herausgenommen wurde. Bis zu diesem Moment habe ich ihn nicht eine Sekunde vermisst, aber jetzt bräuchte ich ihn wieder für die Infusionen, denn meine Venen haben maximal einen Tag gehalten. Dieses Herumbohren in der Vene – autsch!

Was danach noch alles kam würde noch einige weitere Kapitel füllen, deshalb mach ich's kurz: Isolierung wegen eines Pilzes, Setzen einer Drainage wegen der Flüssigkeit in der Lunge, Diabetes, Blutarmut, ... es war ein Horror!

Ja, Diabetes habe ich auch bekommen, das ist eine Folgeerkrankung meiner Grunderkrankung. Viele bekommen Diabetes schon früher, bei mir wurde es erst nach der Lungentransplantation festgestellt, wahrscheinlich durch die vielen Medikamente ausgelöst.

Eines Morgens musste ich auf die Diabetesambulanz, weil ein paarmal der Blutzucker erhöht war. Ich verbrachte den ganzen Vormittag in der Diabetesambulanz und von dort raus kam ich - als Diabetikerin. Für meine Eltern ein totaler Schock, ich fand es halb so wild.

Ich bekam viele Infobroschüren mit und das Spritzen habe ich auf einer Gummiorange geübt, bis ich mir das erste Mal selber in den Bauch stechen musste – das war schon eine Überwindung. Dann bekam ich gleich alles mit was ich so brauche mit Diabetes. Als meine Mama dann zu mir kam und das alles sah, redete sie sich mal ein, weil ihr die Ärzte das anfangs auch sagten, dass es wieder weggehen würde. Mir war aber allerdings irgendwie klar, dass das für immer bleibt. Und so schaut es momentan auch aus.

Aber ich habe mich daran gewöhnt, verzichte deshalb auf nichts und esse genauso Süßigkeiten wie vorher. Oft habe ich Heißhungerattacken, kommt einerseits vom Insulin, andererseits auch vom Cortison. Ich hätte mir in meinem alten Leben nie gedacht, mal aufs Gewicht achten zu müssen und nicht mehr alles in mich reinstopfen zu können auf was ich gerade Lust habe.

Was kann es Schöneres geben als ein kleines, neues Leben?

Nach allen Troubles die ich geschafft habe, kann ich endlich wieder DIE Mara sein, die ich eigentlich bin. Ich kann endlich wieder herzhaft lachen, ohne Angst haben zu müssen, dass ich mich übergebe. Wenn ich Lust habe gehe ich alleine oder mit Nala laufen.

Auch mit Poledance habe ich jetzt angefangen, mit einem Gutschein meiner Eltern habe ich bereits den ersten Kurs hinter mir und habe schon eine Stange zum Üben daheim. Das alles scheint so leicht, normal und unbeschwert, wenn man Luft bekommt.

Wer mich kennt, weiß wie gerne und viel ich rede und lache, das ist jetzt wieder zur Selbstverständlichkeit geworden. Oft kommen mir noch immer die Tränen, weil ich es einfach noch immer nicht glauben kann. Ja, ein normales Leben ohne Husten, Kotzen und meiner roten Schüssel. Es ist toll, wenn ich kein Auto brauche und auch niemanden auf den ich angewiesen bin - dann gehe ich eben einfach zu Fuß. Nur mit den Öffis fahr ich nicht. Das ist einer der wenigen Dinge, die ich genieße, denn die vielen drängenden und grantigen Leute in der überfüllten U-Bahn hab ich noch nie ausgehalten.

Brauch ich auch nicht, denn Anfang März hat ein ganz neues Auto auf mich gewartet – das erste eigene Auto! Ein dunkelblauer metallic Ford Fiesta ! Ein großes DANKE an Tante und Onkel, die uns dies ermöglicht haben. Leider konnte ich nicht gleich damit fahren, weil mein Fuß nach der OP noch immer etwas beeinträchtigt war, aber jetzt geht das auch schon wieder.

Im August fuhren wir endlich in den Urlaub ans Meer, mit neuem Auto und Nala im Kofferraum. Der erste Urlaub mit der neuen Lunge. Fliegen darf ich ja erst nach einem Jahr.

Ich konnte es kaum erwarten endlich wieder am Meer zu sein. Wir hatten ein schönes Hotel in Rabac mit Pool, nur der Hundestrand war etwa eine halbe Stunde Fußweg entfernt. Mario, der sehr sportlich ist, fand das viel schlimmer als ich. Ich genoss es sehr, angepackt wie ein Esel mit Sonnenschirm, Matten, Luftmatratze, Nala etc. bei etwa 35°C dorthin zu hatschen, weil ich es endlich konnte.

In Pula schlenderten wir von Nachmittag bis am späten Abend herum und schauten uns unter anderem die Arena an. Ich wollte einfach alles sehen, was dort sehenswert ist, denn vor einem Jahr wäre es nicht möglich gewesen. Dort haben wir auch die beste Fischplatte seit langem gegessen. Auch am Strand und auf der Promenade spazieren zu gehen, von einem Stand zum nächsten, um das hundertste Mitbringsel zu kaufen, konnte ich genießen, wie einfach ins Meer zu springen und zu schwimmen – es war ein herrliches Gefühl und oft für mich noch unfassbar.

Zu meiner Narbe: sie ist echt super schön verheilt und ich konnte auch im Sommer schöne Bikinis tragen, wo man kaum den Strich der Narbe gesehen hat. Nur die kleinen Narben der Drainagen sieht man mehr, aber auch das stört mich nicht mehr. Immerhin haben die Chirurgen ein Meisterwerk vollbracht und mir eine Lebensqualität geschenkt, die ich schon lange nicht mehr kannte. Außerdem sind Narben ein Zeichen, dass man gekämpft hat. Und ja, das habe ich – mit vollster Kraft.

Ich war auch schon auf zwei Konzerten, bei denen ich ohne nachzudenken einfach abshaken konnte und das ganz ohne zu husten, denn meine Lunge ist so brav und ich passe gut auf sie auf. Ich gehe auch wieder so richtig gerne shoppen, denn mittlerweile habe ich zugenommen. Mit meinen sieben zugenommenen Kilos wiege ich endlich wieder 47 Kilo. Ich trage gerne Hosen, weil ich wieder einen knackigen Po habe, nicht wie früher, als die XS an mir geflattert sind.

Heuer freue ich mich zum ersten Mal auf den Winter. Meine Lunge ist stark genug, trotzdem muss ich vor allem in der Grippezeit aufpassen. Ich freue mich darauf, mit Nala im Schnee herum zu laufen und eine Schneeballschlacht mit Mario und Rafael zu machen.

Auch auf meinen Geburtstag im Oktober freue ich mich…endlich wieder die Kerzen auf meiner Geburtstagstorte alleine ausblasen zu können. Obwohl ja mein **„1. Geburtstag"** noch wichtiger ist und den werde ich ausgiebig am **17.12.** feiern. Ich musste die letzten Jahre auf so vieles verzichten.

Meine neue Lebenssituation ist ein intensives, schönes Gefühl, das sich vielleicht nicht alle vorstellen können. Ich möchte aber zum Abschluss dieses Buches es noch einmal zusammenfassen und allen danken, die mein Buch gelesen haben.

Ich habe ein neues Leben geschenkt bekommen. Es ist aber nicht nur das Organ sondern es ändert sich so Vieles mehr. Auch wenn man dieses Geschenk bekommen hat, hat man sein bisheriges Leben mit seiner eigenen Lunge gelebt und mit ihr gekämpft und das machte mich auch 22 Jahre lang aus. Jetzt aber kann ich alles genießen, jedes Lachen, jede Bewegung, die ich machen kann und vor allem jeden Atemzug.

Es gefällt mir einfach wieder leben zu können.

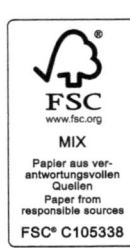

Herstellung und Verlag:

BoD – Books on Demand, Norderstedt

ISBN 978-3-7357-5046-4